Mosaik
bei GOLDMANN

Buch

Zwei erfahrene Körpertherapeuten führen auf anschauliche und pragmatische Weise in die Kunst des Tai Chi Chuan ein. Neben den ausführlichen Informationen und Anleitungen zur Ausführung der verschiedenen Übungsfolgen stellen sie zudem den Gesundheitswert der einzelnen Übungen gesondert dar. Die kräftigende, gesundheitsfördernde Wirkung des Tai Chi Chuan auf das Herz-Kreislauf-System, auf Knochen, Knorpel, Bänder, Sehnen und Muskeln sind medizinisch anerkannt. Da die Übungsfolgen in langsamen, sanften und fließenden Bewegungen ausgeführt werden, können sie sowohl von jungen als auch von älternen, von gesunden und kranken Menschen problemlos ausgeübt werden.

Autoren

Dr. Klaus Moegling ist Bewegungs- und Sportlehrer sowie Autor einer Reihe von Büchern zu den Themen Tai Chi Chuan, Körpererfahrung und Bewegungskultur.
Barbara Moegling war zunächst als Krankenschwester im In- und Ausland tätig und übernahm 1990 die organisatorische Leitung des »Instituts für Bewegungsforschung und Bewegungslehre«.

Im Goldmann Verlag ist von den Autoren außerdem erschienen

Die chinesische Bewegungmeditation Tai Chi Chuan (13835)

KLAUS UND BARBARA
MOEGLING

Tai Chi Chuan für Einsteiger

Ein Lehrbuch

Mosaik
bei GOLDMANN

Dieser Band ist bereits als
Goldmann Taschenbuch Nr. 13943 erschienen.

Umwelthinweis:
Alle bedruckten Materialien dieses Taschenbuches
sind chlorfrei und umweltschonend.

Vollständige Taschenbuchausgabe März 2000
Wilhelm Goldmann Verlag, München

in der Verlagsgruppe Bertelsmann GmbH
Umschlaggestaltung: Design Team München
unter Verwendung folgender Fotos:
Umschlag und Umschlaginnenseiten: Ralf Heinemann
Fotos: Ralf Heinemann
Redaktion: Ingrid Holzhausen
Druck: Presse-Druck Augsburg
Verlagsnummer: 16244
Kö · Herstellung: Max Widmaier
Made in Germany
ISBN 3-442-16244-0
www.goldmann-verlag.de

3 5 7 9 10 8 6 4 2

Inhalt

Morgens am Bach

Ich klettere das Felsgestein zum Bach hinunter.
Ich setze mich auf einen weißen Stein im fließenden Wasser.
Ich nehme den Stift, um zu dichten.
Doch da ist nichts.
Ich lausche der Stimme des Baches,
sehe die kleinen Fische im Wasser.
Dunkel schimmern die Steine vom Grund,
der Wille zu dichten verschwindet.
Das Lied, das Farbenspiel des Wassers
führen zu anderen Welten.
Felsen stürzten einst vom Laoshan hinunter,
durch Jahrmillionen vom Wasser rund gemalen.
Das Gelbbraun des vertrockneten Schilfs,
rosa, weiß-graue Steinbrocken,
das silberne Spiel des Lichts im Bach.
Meine Hand führt den Stift wie von allein.
Gemalte Worte auf Papier.
Das Gedicht wurde mir geschenkt.
Wie kann es anders sein?

Frühling 1994, Laoshan-Gebirge,
Klaus Moegling

1. Was ist Tai Chi Chuan?

»Tai Chi« (neue Schreibweise »taiji«) kann mit »das erhabene Letzte« übersetzt werden und ist ein traditioneller Begriff aus der taoistischen Philosophie. »Chuan« (»quan«) bezieht sich auf die Faust (»mit leerer Hand kämpfen«) und verweist auf den Ursprung des Tai Chi Chuan als Selbstverteidigungspraktik. So will die Kombination der Silben »Tai Chi« und »Chuan« auf eine tiefergehende, philosophisch begründete Bewegungstradition verweisen, die zur Selbstverteidigung des Menschen im engeren, aber auch im erweiterten Sinne (Gesundheit, Selbsterkenntnis, Befreiung von sozialen Zwängen) angewandt werden kann. Langsame fließende Bewegungen sind typisch für das Tai Chi Chuan. Die Bewegungen strahlen die gleiche Ruhe aus wie langsam am Himmel vorbeiziehende Wolken, ein träge dahinfließender Fluß.

Im Laufe der Jahrhunderte haben sich in China genau festgelegte Bewegungsabläufe herauskristallisiert, die zu sogenannten »Formen« aneinandergefügt wurden. Der Tai-Chi-Übende durchtanzt, durchläuft diese Übungsweisen in der Soloform ohne Bewegungspausen, mehrere Minuten lang im kontinuierlichen Bewegungsfluß. Seine Bewegungen sehen aus, als ob er in der Luft schwimmen würde. Der Betrachter sieht weiche, sanfte Zeitlupenbewegungen und einen Übenden, der in weitem Schritt und in aufrechter Haltung seine »Form« tanzt. Gerade diese Bewegungsästhetik des Sanften und Grazilen ist es, die auf viele Beobachter so faszinierend wirkt und sie zum Erlernen des Tai Chi Chuan anregt.

Doch Tai Chi Chuan ist nicht nur eine sehr ästhetische Bewegungskunst und nicht nur unter dem nach außen gerichteten Blickwinkel zu betrachten. Das Tai Chi Chuan kann seine Ästhetik überhaupt erst entwickeln, weil die inneren Prozesse prinzipiengeleitet angeregt werden (Bild 1).

Wer Tai Chi Chuan in der richtigen Weise übt, ist mit seiner Aufmerksamkeit voll bei seiner Bewegung. Gerade die Kompliziertheit der Tai-Chi-Bewegung zwingt den Anfänger zu einer ungeteilten Aufmerksamkeit – einer Bewußtseinshaltung, die dem Fortgeschrittenen bereits vertraut ist.

Innere und äußere Bewegung stehen miteinander im Einklang. So entfaltet sich die Bewegungsweise in Harmonie mit dem eigenen Atem und in Verbindung mit dem subtil erfolgenden muskulären Spannungswechsel in Händen, Armen und Beinen. Ein ständiges Öffnen und Schließen in den Gelenken und der Verzicht auf das Durchstrecken der Arme in den Bewegungsbildern bewirken den runden Eindruck aller Haltungen und Positionen. Alle Bewegungen erfolgen aus der Zentrierung heraus. Der Übende ist mit seiner innerleiblichen Aufmerksamkeit im Energiezentrum des Unterbauchs (»Tan Tien«). Jede Bewegungs- und Richtungsänderung erfolgt aus der Aufmerksamkeit für das Zentrum im Beckenbereich heraus. So ist sehr deutlich zu erkennen, daß das Becken die Bewegung führt, daß sich alle Bewegungsimpulse aus der Mitte des Körpers heraus entwickeln.

Die chinesische Symbolik des Yin-Yang-Prinzips strukturiert die Bewegung. Die Tai-Chi-Formen sehen einen ständigen Wechsel von Anspannung (Yang) und Entspannung (Yin), Vorwärtsdrängen (Yang) und Sich-Zurückziehen (Yin), belastetem Bein (Yang) und unbelastetem Bein (Yin) usw. vor.

Tai Chi kann aufgrund dieses Gestaltungsprinzips auch als Yin-Yang-Bewegungskunst bezeichnet werden.

Das Tai Chi Chuan stammt ursprünglich aus den alten Heil- und Atemübungen der traditionellen chinesischen Medizin und ist eine Verbindung mit fernöstlicher Kampfkunst eingegangen. Es haben sich verschiedene, an Familientraditionen orientierte Stilrichtungen

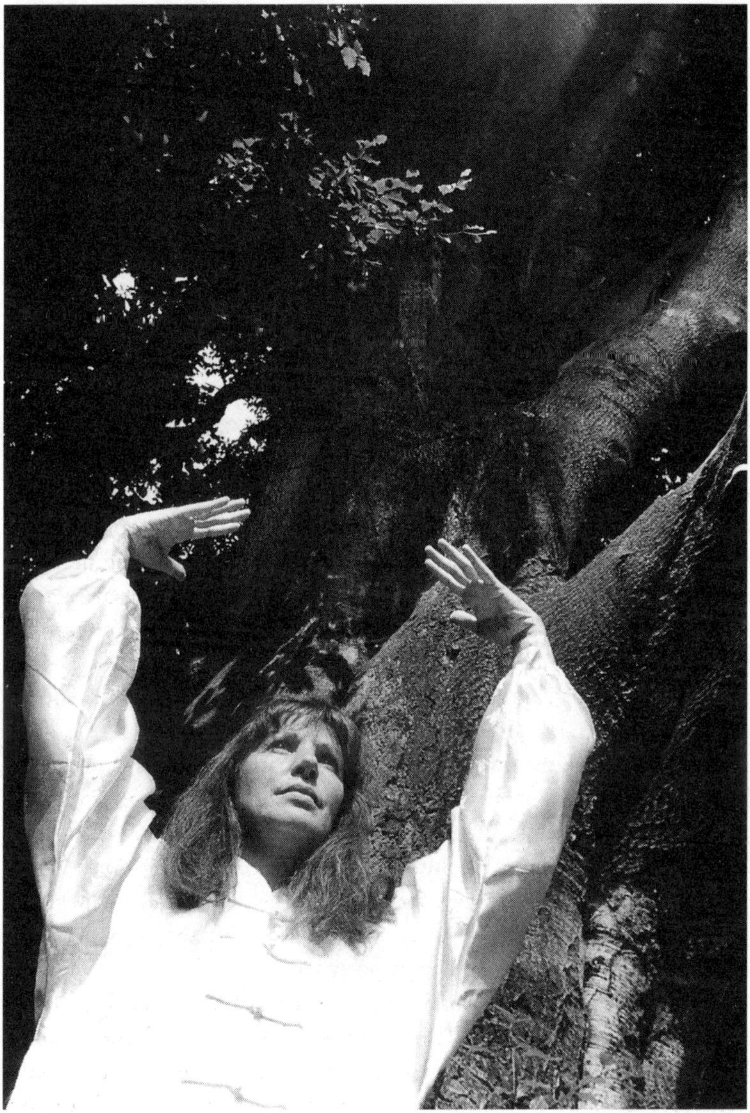

1

entwickelt. Der älteste Stil ist der Chen-Stil, die verbreitetste Tai-Chi-Tradition ist der Yang-Stil, den wir selbst auch aufgrund seines kontinuierlichen Bewegungsflusses und seiner großzügigen und raumgreifenden Bewegungsführung bevorzugen.

Der Kampfkunstaspekt des Tai Chi Chuan hat im 20. Jahrhundert zunehmend an Bedeutung verloren, wohingegen der Gesundheitsaspekt immer bedeutender geworden ist. Das Tai Chi Chuan ist ein sehr sorgfältig ausgearbeitetes heilgymnastisches System, das von erheblicher Gesundheitswirkung sein kann. So wird es – nicht nur im fernen Osten – als Therapie, insbesondere chronischer Erkrankungen, in Kliniken verordnet und eingesetzt. Doch besonders die präventive Wirkungsweise macht das Tai Chi Chuan so bedeutsam für gesundheitsbezogene Maßnahmen. Allein die Sensibilisierung für den eigenen Leib und für die eigene Bewegungsweise im Tai Chi Chuan verhilft zu einem Körperempfinden, das Signale nun besser verstehen und deuten kann. Die Wirkungen auf das Herz-Kreislauf-System, auf Knochen, Knorpel, Bänder, Sehnen und Muskeln verhelfen dem regelmäßig und richtig geübten Tai Chi Chuan zu seinem präventiven Gesundheitswert. Daher ist zu erwarten, daß auch das Tai Chi Chuan – ähnlich dem Hatha-Yoga – eine weite Verbreitung in den westlichen Ländern erfahren wird. Hier verbinden sich eine meditative »Hier-und-Jetzt-Haltung« mit naturgemäßen Bewegungsprinzipien des Leibes und elegantem Körperausdruck. Das Üben kann des weiteren – nach einer längeren Phase des Anlernens – relativ selbstgesteuert erfolgen, ist nur auf wenig Raum angewiesen und kommt ohne Naturzerstörung aus. Dies sind alles günstige Voraussetzungen für eine weitere Verbreitung des Tai Chi Chuan (Bild 2).

Die bisherigen Ausführungen bezogen sich insbesondere auf die Solo-Formen des Tai Chi Chuan. Doch darüber hinaus beinhaltet das Tai-Chi-Übungsgut noch ein interessantes und gut ausgebautes System von Partnerübungen. Hier werden die Bewegungsprinzipien des Tai Chi Chuan im Kontakt zweier Partner ausgeführt. Der

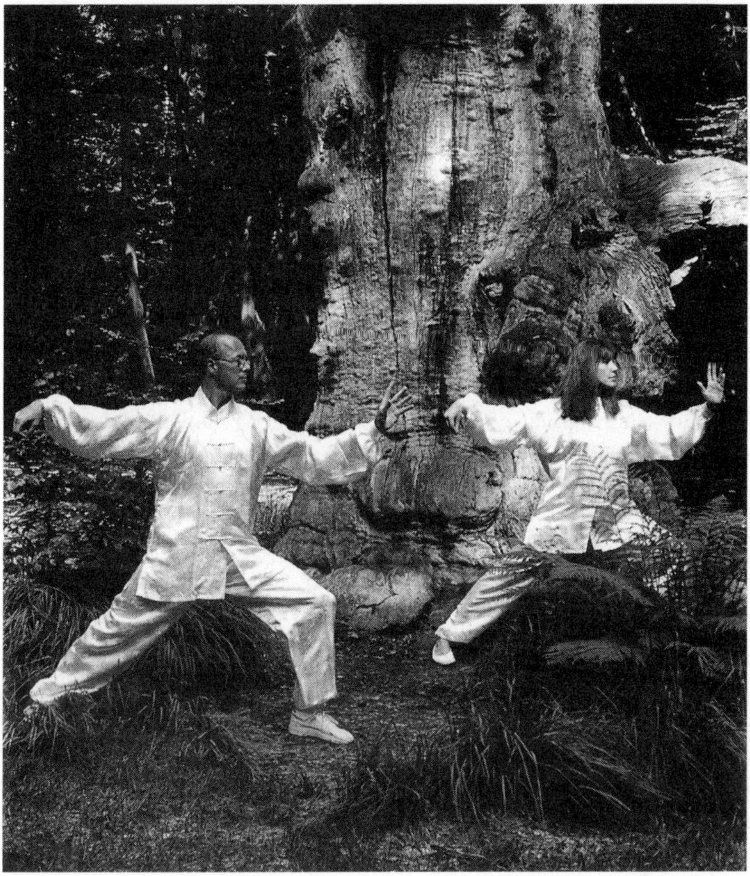
2

eine Partner schiebt beispielsweise mit der Hand nach vorn, der andere zieht sich zurück. Vorwärtsdrängende und empfangende Energie ergänzen einander (Yin-Yang-Prinzip) und befinden sich in ständigem Wechsel und andauerndem Wandel. Einfachere und kompliziertere Übungen zu zweit verlagern das Yin-Yang-Prinzip auf die Partnerbeziehungsebene. Wertvolle Lerngelegenheiten zu zweit und ebenfalls sehr schöne Bewegungsweisen werden durch die Tai-Chi-Partnerübungen eröffnet. So gesehen können sich die Solo-Übungen und die Partnerübungen sinnvoll mit ihrem typischen und nicht austauschbaren Beitrag ergänzen. Das Tai Chi Chuan ist als Bewegungsmeditation allein und zu zweit angelegt und sollte auch so erlernt und erfahren werden (Bild 3).

Neben den soeben erwähnten Tai-Chi-Solo- und Partnerübungen gibt es des weiteren sehr schöne Tai-Chi-Formen mit stilisierten Waffen: Tai-Chi-Schwert-Form, Tai-Chi-Stock-Form, Tai-Chi-Fächer-Form und Tai-Chi-Säbel-Form – nur um die bekanntesten Systeme zu nennen.

Das Tai Chi umfaßt also ein umfangreiches Übungsgut, es gibt ein Leben lang etwas zu lernen – will man das gesamte Übungsgut erfahren. Doch schon einige täglich praktizierte Bewegungsübungen genügen, um die Gesundheitswirkung des Tai Chi Chuan anzuregen. Ungefähr zwanzig Minuten tägliche Übungszeit in einem stillen Raum oder einem ruhigen Park können in den Alltag hineinwirken und diesen mit ihrer Ausstrahlung in einer anderen Wahrnehmung, einem anderen Licht erscheinen lassen. Morgens zwischen 6:00 und 7:00 Uhr kann man in den chinesischen Parks zahlreiche Menschen sehen, die regelmäßig ihr Tai Chi praktizieren. Dort sieht man Männer und Frauen, Junge und Alte, vertieft in ihre Bewegungen. Alle möglichen Formen und Stile sind zu sehen. Mit und ohne Schwert, kurze und längere Formen, Chen-, Wu- und Yang-Stil werden nebeneinander toleriert. Niemand meint, sein Stil wäre der bessere. Es herrscht eine Stimmung gegenseitiger Akzeptanz. Nebenan ziehen Jogger ihre Bahnen, an anderer Stelle wird Federball gespielt. Westliche und fernöstliche Bewegungskultur können hier nebeneinander bestehen, ohne sich den Wert absprechen zu wollen.

Tai Chi Chuan kann jeder erlernen – ob alt oder jung, sportlich oder unsportlich. Für jeden wird es auf seine eigene Weise seine Wirkung entfalten und zur praktischen Lebenshilfe werden kön-

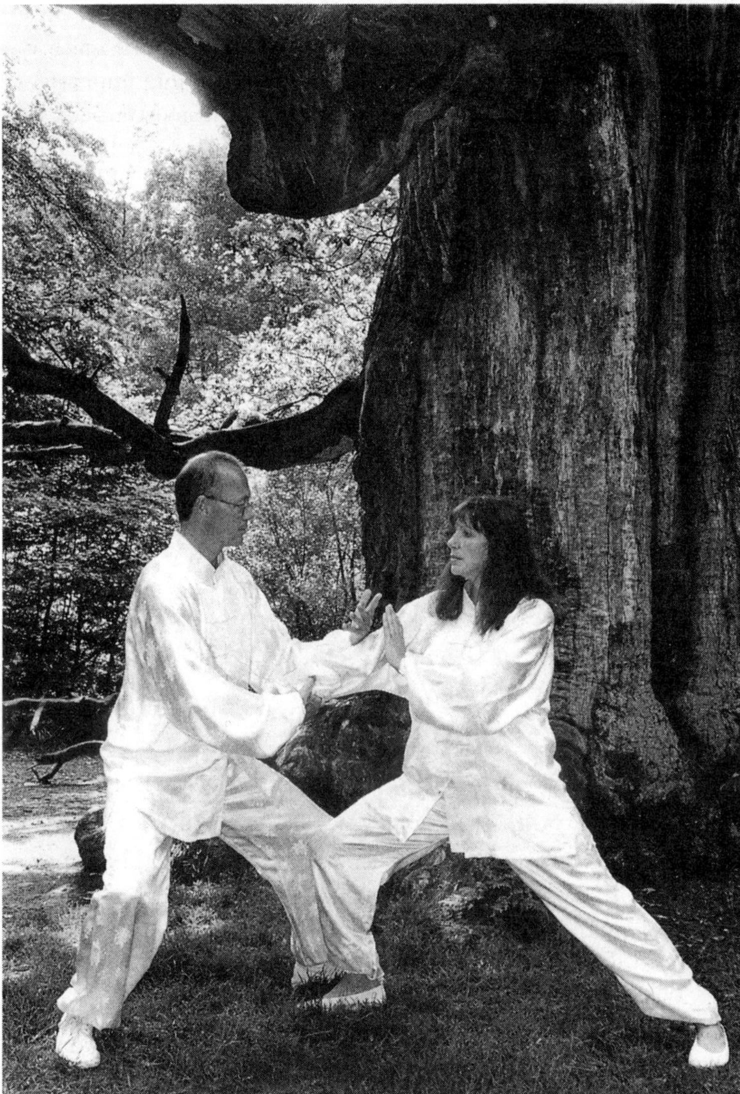

3

nen. Die Voraussetzung hierfür ist ein Offenwerden für die Eigenart des Tai Chi Chuan und die Bereitschaft zum regelmäßigen Üben. Das Tai Chi Chuan ist ein Weg, der entsteht, wenn du ihn gehst.

Dieses Buch soll dir eine Hilfe bei den ersten Schritten auf diesem Weg sein.

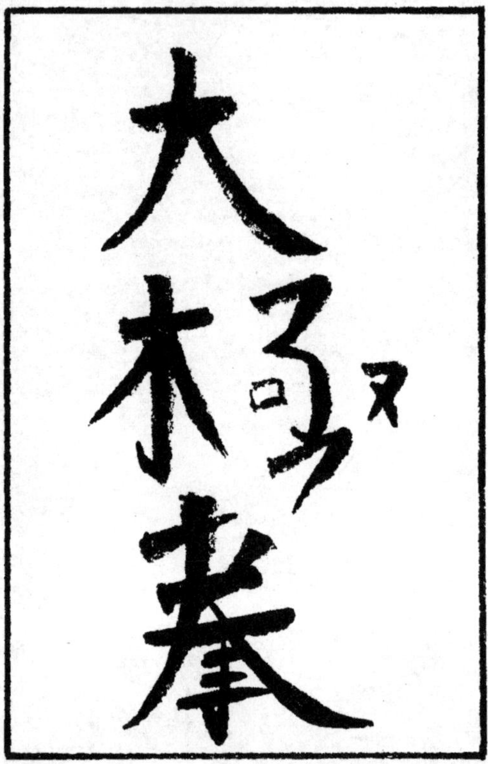

»Tai Chi Chuan«

2. Tai Chi Chuan und Meditation – über den Versuch des Teils, das Ganze zu erfahren

Das Ganze und die hinter ihm stehenden und in ihm wirkenden Gesetzmäßigkeiten wurden von den alten chinesischen Weisen mit dem Wort »Tao« (neue Schreibweise: »dau«) beschrieben. Das Tao ist etwas, das aus sich heraus wirkt, der letzte Urgrund aller Dinge und die Tiefenstruktur allen Lebens, wie es auch im Begriff »Tai Chi« zum Ausdruck kommt. Das Tai Chi Chuan verweist auf eine bestimmte Zugangsweise zur Welt. Es ist einer der am sorgfältigsten ausgearbeiteten traditionellen Wege, mit Hilfe von Meditation, mit »geleerter Faust«, in Bewegung dem Tao näherzukommen.

Das Ganze – das Tao – ist für die Möglichkeiten des menschlichen Verstandes nicht faßbar. Dies käme dem zwanghaften Versuch des Menschen gleich, Wind und Wasser mit der Hand einzufangen. Das Wasser quillt aus der zur Faust geschlossenen Hand hervor, die Luft ist in dem Moment aus der Hand verschwunden, in dem sich die Hand geschlossen hat. Daher verzichteten chinesische Philosophen – wie Laotse, Tschuangtse, Hanfetse oder Liehtse – wohlweislich darauf, das Tao zu definieren. Sie verzichteten zwar nicht auf die Formulierung von Versen und das Erzählen von Geschichten. Doch ihre Ausführungen blieben bewußt gleichnishaft, in Bildern und mit Worten um das kreisend, was sich im Kern und im wesentlichen nur intuitiv und frei von systematisch erschließenden Gedankengängen wahrnehmen läßt. Daher ist es auch nicht verwunderlich, daß diese Art der Philosophie zum einen ihre Erkenntnisse aus der intuitiven Naturschau – dem Studium von vorbeiziehenden Wolken, dem Betrachten von wachsendem Gras oder dem Lauf des

Wassers – schöpfte. Zum anderen sprachen die alten Taoisten den nonverbalen Methoden leiblicher Erkenntnis einen höheren Erkenntniswert zu als den Gedankenspielen des menschlichen Egos. Vor diesem Hintergrund sind die taoistischen Bewegungssysteme des »Chi Kung« (»Übung und Pflege von Atem und Energie«, neue Schreibweise: »qigong«) und des Tai Chi Chuan, das ebenfalls dem Chi Kung im weitesten Sinne zuzuordnen ist, zu verstehen.

Tai Chi Chuan besteht aus genau festgelegten Bewegungsbildern, die ein Leben lang wiederholt und erfahren werden. Sie begleiten den ganzheitlichen Erkenntnisprozeß des Menschen, führen ihn gewissermaßen auf einen leiblichen Erkenntnisweg durch die Stadien seines Reifungsprozesses.

Der Mikrokosmos Mensch tanzt die Bewegungsbilder des Tai Chi Chuan und kommt, wenn er sehr wach, offen und aufmerksam ist, in Kontakt mit dem Makrokosmos und seinen Qualitäten.

So gesehen ist das Tai Chi Chuan ein geistig-seelischer Reifungsweg, der den Übenden zurück zu seiner inneren Natur, seinem Wesen und somit zurück zum Ganzen führt, das ihn hervorgebracht hat. Und dennoch: Auch das Ausschöpfen unserer rationalen Erkenntnismöglichkeiten – vor allem der Chancen, die eine kritische Vernunft bietet – ist absolut (lebens)notwendig. Bereits im 1. Vers des taoistischen Klassikers, *Tao Te King* wird dies von Laotse sehr deutlich gemacht. Die Erkenntnis der Formen und Einteilungen ist aus der Sicht Laotses die Erkenntnis des Äußeren. Innere Erkenntnis ist frei von Begriffen, Definitionen und Einteilungen. Doch beides – innere und äußere Erkenntnis – verhalten sich wie Tag und Nacht, wie Ebbe und Flut, wie Yin und Yang. Sie brauchen einander und bilden einander ergänzend die Ganzheit menschlicher Erfahrungsmöglichkeiten. So gesehen entstehen auf dem Weg menschlicher Reifung, auf dem Weg der Annäherung an den Urgrund, an das Weltengesetz, an das Undurchdringliche, an das Göttliche – oder wie man dies auch immer bezeichnen möchte – Situationen leiblich-intuitiver Erkenntnis und gedanklicher Fortbewegung und Vertiefung, die einander ergänzen und befruchten. In diesem Sinne legen wir im Verlaufe des Übungsprozesses, des Hineinfindens in das Tai Chi Chuan, ebenfalls Wert auf die gedankliche Aufhellung des in der Bewegung leiblich Erlebten. Kurze Vorträge zu berührenden Themen und gemeinsame Gespräche helfen, die Integration leiblichen Erlebens, emotionaler Befindlichkeit und gedanklichen Verstehens mehr und mehr entstehen zu lassen. Auf diese Weise versuchen wir, die Trennung von kognitiven, emotionalen und geistig-seelischen Prozessen aufzuheben, und haben eine gute Chance, den Lernprozeß ganzheitlich zu gestalten.

Aber auch das Üben selbst ist natürlich von einer Durchdringung der Seinsebenen Geist und Körper gekennzeichnet. Wir beschäftigen uns in unserer gedanklichen Konzentration mit unserer Bewegung beim Erlernen der Tai-Chi-Bewegungsbilder. Gewissermaßen ist das Tai-Chi-Üben das Bauen einer Brücke zwischen Körper und Geist oder anders ausgedrückt: die Vernetzung körperlicher und geistiger Seinsqualitäten. Wir erhalten die Möglichkeiten, in aller Ruhe – eben in Zeitlupenbewegung – uns noch einmal neu zu erleben und in unserer Bewegung und Haltung bei uns zu sein. Es erfolgt eine Durchdringung von Körper-Ich und wahrgenommener Welt, die im Laufe jahrelangen Übens zu Verschmelzungserlebnissen und Transzendenzerfahrungen führen kann.

Das Geistig-Seelische im Menschen, sein eigentlicher Wesenskern, tritt beim Üben mehr und mehr hervor. Bewußtwerdung des eigenen Wesens und Verschmelzung von Leib und Welt im Sinne eines erlebten Dialogs zwischen beiden machen die Faszination und den eigentümlichen Erlebensgehalt des Tai Chi Chuan aus.

3. Tai Chi Chuan – aufdeckende Arbeit am eigenen Leibe

Neben den geistig-seelischen Möglichkeiten des Tai Chi Chuan im Sinne von Meditation und Transzendenz unserer beengenden Ichhaftigkeit läßt sich eine weitere Ebene identifizieren. Es ist die Erlebensebene, in der sich gesellschaftliche Strukturen und Subjekthaftigkeit durchdringen.

Der menschliche Leib ist zum einen Spiegel gesellschaftlicher Einflüsse, aber gleichzeitig ist er auch Ausdruck subjektiver Verarbeitung äußerer Einflüsse. Das grundsätzliche Problem des Menschen in der Gesellschaft, so zu sein wie jeder andere und gleichzeitig zu sein wie niemand anderer, drückt sich auch leiblich aus. So schreiben sich Körperideale und Haltungsmoden in den von Vergesellschaftung betroffenen Leib ein. Andererseits soll jeder Mensch auch individuell gestylt sein, sein einzigartiges Aussehen haben. Auch hier sind wir gezwungen, zwischen widersprüchlichen Erwartungen auszubalancieren. Ich-Identität wird auch körperlich ausgetragen. In jeder Situation muß ich mich wieder neu entscheiden, immer wieder aufs neue ausbalancieren: Wie individuell bewege ich mich, darf ich meinen Gefühlen auch körperlich Ausdruck verleihen? Inwieweit gehe ich auf Haltungs- und Bewegungsrituale ein, wieweit lasse ich mich in einer Situation körperlich vereinnahmen? Lasse ich mich zu stark von gesellschaftlichen Verhältnissen beeindrucken, hat dies auf Dauer unangenehme, ja lebensfeindliche Folgen für mich?

Gesellschaftliche Zwänge führen zu muskulären Dysbalancen und zu Veränderungen des Skelettsystems. Die Gesellschaft wirkt in die Organe und in die Austauschprozesse zwischen Mensch und

Welt hinein. Strukturen, Machtverhältnisse und regelmäßig wiederkehrende soziale Beziehungsmuster verändern das Atmen, den Herzschlag, den Blutdruck. Wir sind nicht frei von dieser Welt, sondern von ihr unmittelbar betroffen.

Diesen psychosomatischen Zusammenhang – der auch sehr politisch sein kann – gilt es zu bedenken und sich bewußt zu machen. Eine derartige Rollendistanz hilft bei der Abwehr gesellschaftlicher Zumutungen und stärkt das eigene Abwehrpotential. Natürlich müssen auch in einem zweiten Schritt gesellschaftliche Verhältnisse verändert und verbessert werden, um überfordernden Druck und übermächtige soziale Zwänge abzubauen. Politisches Engagement mit anderen ähnlich empfindenden Menschen ist unabdingbar und stellt die gesellschaftliche Dimension einer wirkungsvollen Gesundheitsarbeit da. Das Tai Chi Chuan bietet uns darüber hinaus die Möglichkeit, in aller Ruhe Erfahrungen am eigenen Leib zu machen. Wir können das Werk gesellschaftlicher Zwänge am eigenen Leib entdecken und empfindend nachvollziehen. Durch die Tai-Chi-Leibarbeit erkennen wir den Versuch gesellschaftlicher Mächte, uns leiblich zu formen und viel zu oft auch zu verformen. Wir können muskuläre Verspannungen, Verformungen der Wirbelsäule und Fehleinstellungen der Gelenke entdecken und hieraus unsere eigenen Schlüsse ziehen. War dies schon immer so? Wann fing die muskuläre Verhärtung, der Beginn der Muskelverpanzerung an? Wie hat sich meine Körperhaltung entwickelt? Wann habe ich begonnen, mich mehr und mehr zu beugen, den Atemraum einzuengen? Was hat mich zu krümmen versucht, wer nahm mir den Atemraum? Seit wann habe ich Schmerzen im Knie und in den Hüften? Was hat diesen Prozeß eingeleitet, daß ich mich im Becken verschlossen habe?

Darüber hinaus gibt uns das Tai Chi ein Bewegungs- und Haltungsmodell an die Hand, das in idealtypischer Weise unserem Leib eine Chance zu funktional sinnvoller und auch subjektiver Modellierung gibt. Im Tai Chi bewegen wir uns zur Erde verwurzelt, aus der Stärke und Elastizität unserer Beine heraus mit viel Gefühl für den Untergrund im Sinne von Erdung. Eingesunken zur Erde, aber aufgerichtet zum Himmel. Die Wirbelsäule dehnt sich in der Tai-Chi-Haltung aus, wir richten uns allmählich mehr und mehr wieder auf. Die Tai-Chi-Haltung im Stehen oder in der Bewegung ist eine stolze, befreite Haltung. Wir bekommen noch einmal die Zeit geschenkt, über unseren Schatten zu springen, uns so natürlich und leicht zu bewegen, wie wir es taten, bevor all dieser Ballast auf uns abgeladen wurde.

Tai-Chi-Körperarbeit gibt uns die Chance, auf die Verbindung von Lebensgeschichte und Leibentwicklung aufmerksam zu werden. Dabei muß dies nicht gleich zu therapeutischen Beziehungsformen zwischen Schülern und Lehrern führen. Tai Chi arbeitet sehr langsam und sanft. Wenn ich auf den psychosomatischen Gesamtzusammenhang aufmerksam werde – und hier kann der Tai-Chi-Lehrer natürlich helfen –, habe ich durchaus die Möglichkeit, selbstgesteuert und selbstbestimmt meine Haltungs- und Bewegungserfahrungen zu verarbeiten.

In dieser Weise arbeiten wir. Wir zeigen in Gespräch und Vortrag Zusammenhänge auf, geben im Anschluß an berührende und wesentliche Bewegungserfahrungen Gelegenheit zum Gespräch mit einem Partner oder in einer Kleingruppe. Hierdurch können Anstöße gegeben werden, auch ohne ein aufwendiges und oftmals sehr abruptes körpertherapeutisches Verfahren.

Wir machen keine Therapie, dennoch meinen wir, daß die Arbeit des Bewegungslehrers eine sehr umfassende, ganzheitliche Arbeit darstellt, die auf Selbstbestimmung, emotionaler Körpererfahrung und kognitiver Durchdringung basiert.

4. Tai Chi Chuan und Gesundheit

Lange Zeit waren in der vorwiegend philosophisch ausgerichteten Tai-Chi-Szene physiologische, anatomische und biomechanische Überlegungen zur Durchführung des Tai Chi verpönt. Diese Ebene galt eher als trivial und oberflächlich. Doch sind wir der Auffassung, daß sich auch auf dieser Ebene das Wunder des menschlichen Körpers und seiner Funktionszusammenhänge zeigt. Letztendlich sind auch das Zusammenspiel von Muskeln, Bändern und Sehnen, die biochemischen Prozesse im Körper nur bis zu einer bestimmten Ebene gedanklich nachvollziehbar. Unterhalb dieser Ebene betreten wir geistiges Niemandsland. Dies ist der Bereich, der die Atomphysiker verwirrte, da er ihren Begriff von Materie und Nicht-Materie zerstörte. Die kleinsten Bestandteile innerhalb des Atoms, die kleinsten wahrnehmbaren subatomaren Erscheinungen, wechselten ständig ihre Beschaffenheit und Eigenart. Sie befanden sich permanent im Wandel zwischen materiellem Körper und nicht-faßbarer Energie. Die Erfahrungen der Atomphysiker sollten uns Bescheidenheit lehren und unsere philosophisch-gedanklichen Wahrnehmungen nicht über das vermeintlich körperlich Erkannte stellen.

Körper und Leiblichkeit sind gewiß keine trivialen Themen und weisen mit Sicherheit philosophische Bezüge auf. Natürlich muß die körperliche Bedeutung des Tai Chi Chuan in Zusammenhang mit gesellschaftlichen, psychosomatischen und philosophischen Aspekten gesehen werden, um eine Aussage über den Gesundheitswert dieses Bewegungssystems ableiten zu können. Gesundheit ist sicherlich mehr als körperliche Fitneß. Dies sollte hier in aller Deutlichkeit betont werden.

Dennoch ist es wichtig, besonders die Wirkungsweise des Tai Chi Chuan auf das Herz-Kreislauf-System und auf den »passiven und aktiven Bewegungsapparat« zu kennen, will man die funktionelle Wirkung regelmäßig betriebenen Tai Chi Chuans in ein ganzheitliches Konzept der Gesundheitsarbeit einbeziehen.

Herz-Kreislauf-System

Bei einer Durchsicht der internationalen Literatur finden sich einige wenige, uns zugängliche Studien zur Wirkung regelmäßig betriebenen Tai Chi Chuans auf das Herz-Kreislauf-System. Untersuchungen aus Taiwan, Kanada und China führen zusammengefaßt zu folgenden Ergebnissen:*

1. Das Tai Chi Chuan hat einen sanften und schonenden Einfluß auf das Herz-Kreislauf-System. Die Herz-Kreislauf-Belastung ist aufgrund des weiten Schritts und der Fortbewegungsweise, die einer erhöhten muskulären Beanspruchung entspricht, mit schnellem Gehen vergleichbar.

2. Die Wirkung auf das Herz-Kreislauf-System scheint bei labilen Personen sehr positiv und stabilisierend zu sein. Es kann eine Verbesserung der Sauerstoffaufnahme, des Herzminutenvolumens und der Atemreservevolumina erwartet werden. Puls-, Blutdruck- und EKG-Werte können durch eine regelmäßige Übungspraxis positiv beeinflußt werden.

3. Insbesondere ältere Menschen, die regelmäßig Tai Chi Chuan üben, können über eine stärkere Physis und im kardiovaskulären System über verbesserte Gesundheitswerte verfügen.

Allerdings müßten die Ergebnisse dieser Untersuchungen noch mit weiteren Tests und Gruppenvergleichen abgesichert werden. Des

* Vgl. hierzu: Rudolf Schmittmann/Klaus Moegling: Tai Chi Chuan – physiologische und bewegungstherapeutische Wirkungsweisen. Kassel 1992

weiteren gibt es eine grundsätzliche Schwierigkeit im Untersuchungsansatz: Möglicherweise ernähren sich Tai-Chi-Übende auch gesünder als andere Personen oder pflegen einen regelmäßigeren Lebensrhythmus. Ein gesünderer Lebensstil kann hierbei Voraussetzung für die Bereitschaft sein, Tai Chi zu üben, kann aber auch Folge der Tai-Chi-Erfahrungen sein. Empirische Untersuchungen reichen nicht aus – egal wie raffiniert sie angelegt sind –, um den Gesundheitswert eines Systems zweifelsfrei zu klären. Jeder muß letztlich auch sein eigener Gesundheitswissenschaftler sein und herausfinden, wie das Tai Chi auf ihn selbst wirkt. Victor von Weizsäcker hat dies einmal mit dem Begriff »Wissenschaft als subjektive Teilhabe« beschrieben. Dieser Ansatz ist nicht so schwierig zu verwirklichen, denn man ist sein eigener bester Experte für die Impulse und Einflüsse, die einen gesund oder krank machen. Letztlich kann man aufgrund der Variabilität der gesundheits- bzw. krankheitsfördernden Faktoren nicht über empirische Ergebnisse entscheiden lassen, was gut und was schlecht für einen selbst ist.

Derartige Ergebnisse können nur eine erste Ahnung davon geben, in welche Richtung ein Bewegungssystem wirken könnte. Erfahren muß man es schon am eigenen Leib.

Die Tai-Chi-Grundhaltung unter funktionellem Aspekt

Wir haben eine Analyse der typischen Haltungs- und Bewegungsmuster unter einem funktionsgymnastischen Aspekt vorgenommen.*

Hierbei waren folgende Gesichtspunkte wichtig: rückengerechte Haltung, ausgewogene Belastung der Gelenke, funktionale Belastung der Muskulatur und ein funktionales Verhältnis von Körperhaltung und Muskeltonus.

* Vgl. Schmittmann/Moegling, 1992

Die gleichmäßige Verteilung des Körpergewichts auf Ferse und Ballen ist gut geeignet, das Längs- und Quergewölbe des Fußes sowie den stützenden Bandapparat zu entlasten. Gleichzeitig wird die Fußmuskulatur funktionell angesprochen und Ungleichgewichte werden verhindert. Die Anweisung »Knie über Fußspitzen« gewährleistet eine gleichmäßige und möglichst breitflächige Druckverteilung im Kniegelenk. Der Aufbau muskulärer Spannung der Oberschenkelbinde und des Quadrizeps in der eingesunkenen Stellung der Tai-Chi-Grundhaltung kräftigt beide Muskeln und führt bei regelmäßigem Training zu einer isometrischen Kräftigung. Teile der Gesäßmuskeln und die Hüftstrecker übernehmen in der Grundhaltung zum Ausgleich der Lendenwirbellordose und zur Herstellung einer lotrechten Körperrückseite die Beckenaufrichtung und entlasten hierdurch die Bauchmuskulatur. Somit kann der Bauchraum weich und entspannt bleiben und die für die tiefe Bauchatmung ungestörte Aktivität des Zwerchfells ermöglicht werden.

Die lotrechte Einstellung der Wirbelsäule bei gleichzeitiger Beckenaufrichtung entlastet in der Grundhaltung den stark strapazierten Lendenwirbelsäulenbereich mit seiner Bandscheibenproblematik (Bild 4). In der Tai-Chi-Grundhaltung verläuft die Lotlinie des Schwerpunkts näher vor dem Zentrum der Zwischenwirbelsäule des 3. Lendenwirbels im Vergleich zum Lotverlauf im normalen Stand. Hierdurch entsteht weniger Druck im Sinne des »Wippbrettprinzips« und damit auch weniger muskuläre Verspannungen im unteren Rückenbereich. Hierdurch vermindern sich die Ursachen der Bandscheibenproblematik und Schmerzen im Lendenwirbelsäulenbereich, die aus muskulären Verspannungen resultieren.

Im Schulterbereich erfolgt durch das Lösen der Schultern und die Anweisung: »die Schultern treiben in der Vorstellung auseinander« eine Entspannung der oftmals verspannten und verhärteten Schulter- und Nackenmuskulatur. Durch die leichte Abwärtsneigung des Kinns werden die häufig verkürzten Kopfstrecker leicht gedehnt.

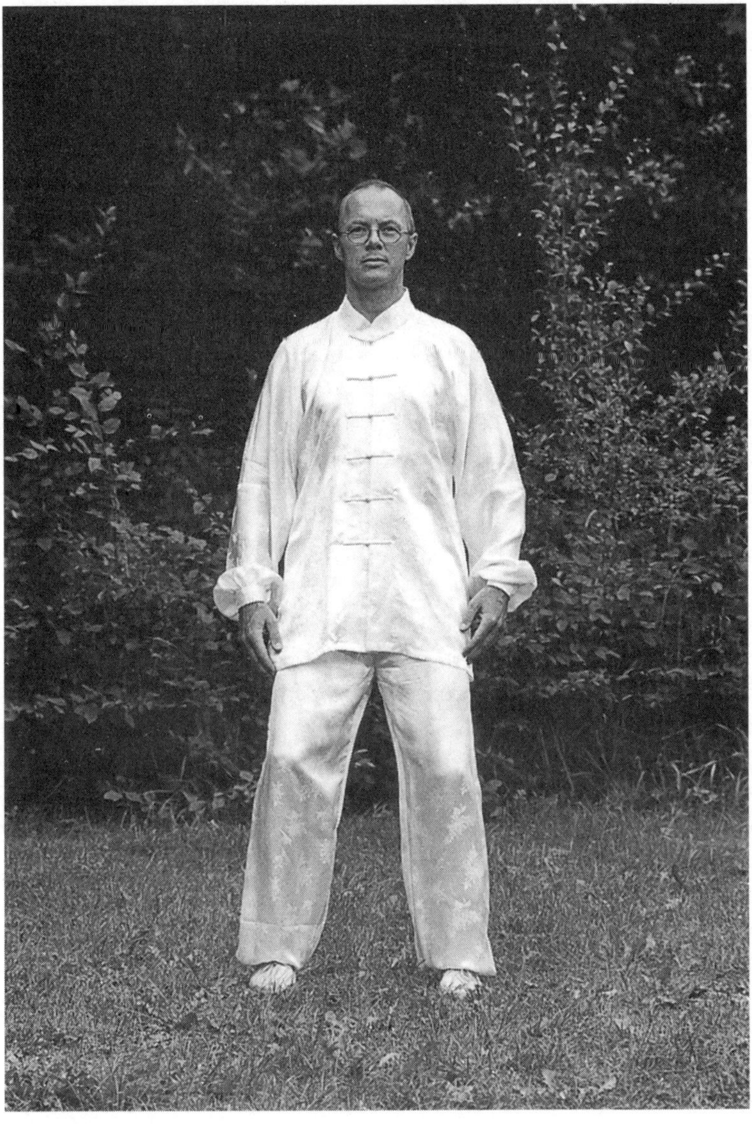

4

Die Beschreibung der Tai-Chi-Grundhaltung und auch der Tai-Chi-Bewegung selbst als rückenfreundliches Übungssystem heißt nicht, daß damit nun ein gesunder Rücken zeitlebens gesichert sei. Rückenprobleme haben zum einen umfassende (auch psychosomatische) Ursachen, und andererseits müssen auch noch über die Tai-Chi-Arbeit hinaus ergänzende funktionsgymnastische Aspekte berücksichtigt werden. So muß auch die schräge Bauchmuskulatur gekräftigt werden, die das Tai Chi kaum anspricht. Auch eine zusätzliche Kräftigung der Rückenstrecker kann bei einer zu schwachen Ausprägung von Nutzen sein. Auch aus diesem Grunde ist eine Kombination von Tai Chi Chuan und Körperarbeit gerade bei Menschen sinnvoll und erforderlich, die den Rücken einseitig belasten (Computer-Arbeit, schreibende und lesende Berufstätigkeit, Stehberufe).

Das Tai-Chi-Gehen unter funktionellem Aspekt

Die Fortbewegungsweise im Tai Chi geschieht in tieferer Stellung, als dies beim Alltagsgehen der Fall ist, da das belastete Knie gebeugt ist, so wie dies bei den meisten Kampfkünsten ebenfalls üblich ist. Typisch für das Tai Chi Chuan ist der Grundschritt, auch »Schaukelschritt« genannt. Er kommt in allen Solo-Formen vor und wird in den längeren Formen öfter wiederholt. Die funktionsgymnastische Analyse hat ergeben, daß durch diese Art des Schritts ein Ausgleich von muskulären Ungleichgewichten gefördert wird. Zur Abschwächung neigende Muskeln (die Gluteus-Gruppe) werden über die Beckenarbeit auf Halteleistung trainiert. Die zur Verkürzung neigenden Muskeln (Adduktoren, Iliopsoas, Rectus Femoris) werden durch die weiten Schrittwinkel und die hierbei immer wieder erfolgende Beckenaufrichtung während des Tai-Chi-Gehens gedehnt. Hüftgelenkstabilisierende Muskeln werden durch die Eigenart des Tai-Chi-Grundschritts aktiviert. Wird der Grundschritt korrekt ausgeführt, treten keine Scherkräfte im Knie auf, erfolgt keine Verdrehung im Kniegelenk. Durch die rhythmisch wiederkehrende Schaukelbewegung erfolgt ein ständiger Wechsel von Spannungszunahme und -abnahme im Oberschenkel und wirkt hier im Sinne eines dynamischen Krafttrainings. Das intensive Abrollen des Fußes im Bereich der Extensorengruppe bedeutet eine Dehnung für die tonisch verkürzten Gegenspielermuskeln. Dies führt zu einer Optimierung der Fußgelenksarbeit im Sinne muskulärer Balance.

Des weiteren ist über die ständig wechselnden sanften Druck- und Gleitbelastungen während des Tai-Chi-Gehens eine Verbesserung in der Versorgung der Gelenkknorpel zu erwarten, so daß diesbezüglich chronischen Hüft-, Knie und Fußgelenkserkrankungen vorbebeugt wird.

Die gesamte Tai-Chi-Bewegung unter funktionellen Aspekten

In den gesamten Tai-Chi-Formen finden wir die Grundprinzipien der Tai-Chi-Grundhaltung und des Tai-Chi-Grundschritts berücksichtigt. Die meisten Merkmale der Grundhaltung sind typisch für die Haltungs- und Bewegungsweisen während der Form, und auch Kennzeichen des Schaukelschritts finden wir in allen Tai-Chi-Fortbewegungsweisen wieder.

Daher ist auch für die kontinuierliche Ausübung der Form die soeben vorgestellte funktionsgymnastische und biomechanisch begründete Wirkungsweise zu erwarten. Darüber hinaus ist durch die ständige Bewegung von Armen und Händen sowie durch das Bemühen um die Rundheit der Bewegungsausführung eine verbesserte Gelenkbeweglichkeit in Hand-, Ellenbogen- und Schultergelenk zu erwarten. Insbesondere die nach beiden Seiten oftmals wiederkehrende symmetrische Ausführung der Bewegungsbilder dürfte ihren wichtigen Beitrag zum Abbau von muskulären Ungleichgewichten und unterschiedlicher Gelenkbeweglichkeit beider Körperseiten haben. Die typische Hand-Arm-Stellung in der oftmals wiederkehrenden »Ballhaltung« des Tai Chi sowie die Herabsenkung und Ausdehnung der Schultern bei allen Bewegungsbildern führen zu einem Ausgleich muskulärer Dysbalancen im Bereich der Brust- und oberen Rückenmuskulatur. Die Ein-Bein-Situationen des Tai Chi Chuan (»Fersenstoß rechts und links«) und weitere Balanceanforderungen während der Fortbewegungsweise in den Formen verbessern das neuromuskuläre Zusammenspiel und somit die Koordinationsfähigkeit bei schwierigen Balanceanforderungen auch im Alltag.

Die rhythmisch wiederkehrende tonische Veränderung der Muskulatur in den Extremitäten führt zu einem verbesserten Zusammenspiel der Agonisten und Antagonisten auf einem sanften und differenziertem Niveau und dürfte grundsätzlich das neuromuskuläre Zusammenspiel verfeinern bzw. auch im Alter überdurchschnittlich erhalten helfen.

Die langsame, zeitlupenhafte Bewegung und sanfte tonische Aktivität dürfte die parasympathische Reaktion des vegetativen Nervensystems stärken bzw. zum Abklingen vegetativer Überreiztheit führen. Eine derartige Entspannungswirkung ist auch von der tiefen Bauchatmung zu erwarten.

Zusammenfassung zur körperbezogenen Gesundheitswirkung

Die Voraussetzung für nachhaltige Impulse hinsichtlich Krankheit/Gesundheit ist die tägliche Übung des Tai Chi Chuan. Nur regelmäßig geübtes Tai Chi wird seine funktionellen Wirkungen entfalten können. Es sind positive Reize für das Herz-Kreislauf-System und den »aktiven und passiven Bewegungsapparat« zu erwarten. Wenn sich das Tai Chi außerdem mit einem gesunden Lebensstil, mit einer sinnbejahenden Lebenseinstellung und der einhergehenden Bereitschaft verbindet, nicht-sinnvolle Strukturen auch im solidarischen Engagement mit den anderen zu verändern, dann kann man mit Sicherheit von einer positiven und effektiven Gesundheitswirkung des Tai Chi Chuan sprechen. Es ist zu erwarten, daß die erhebliche Gesundheitswirkung des Tai Chi Chuan dazu führen dürfte, daß verstärkt Kliniken mit Tai Chi arbeiten, daß in der Prävention und Rehabilitation zunehmend auf dieses kluge Bewegungssystem zurückgegriffen wird. Auch in der Arbeit mit älteren Menschen wird sich das Tai Chi als ausgesprochen förderlich und beliebt erweisen. Die ausgearbeiteten funktionellen Impulse des Tai Chi können Abbauprozesse verlangsamen und auch noch im Alter ihren Beitrag für Lebensfreude und Lebensqualität lange sichern helfen.

5. Tai-Chi-Inseln im Alltag und Rückkehr zum Prinzip von Yin und Yang

»Kehre im Geiste zum Ursprünglichen zurück,
löse die Verausgabung deines Leibes auf,
öffne dich und empfange die natürlichen Rhythmen,
entziehe dich deinem Egoismus
– und du kannst Gutes in der Welt bewirken.«

Tschuangtse

Im traditionellen chinesischen Denken und Empfinden entstand aus dem Chaos (»Wu Chi«) das Grundprinzip des Universums (»Tai Chi«). Die im Sinne des Tai Chi gestaltete universale Ordnung weist ein durchgehendes Gestaltungsprinzip auf. Das Universum entsteht, verdichtet sich und verschwindet wieder im ewig pulsierenden Rhythmus. Aus dem Tag entsteht die Nacht, aus dem Sommer der Winter, aus dem Wachsen das Absterben und aus der Ebbe die Flut. Diese Polarität wird in der Symbolik von Yin und Yang ausgedrückt. Yin ist dunkel, Yang ist hell; Yin zieht sich zurück, Yang drängt nach vorn; Yin ist weich und empfangend, Yang ist hart und drängend; Yin ist unten, Yang ist oben. Yin kennzeichnet das Weibliche, die Erde, Yang steht für das Männliche, den Himmel. Yin und Yang bezeichnen jedoch keine Gegensätze im eigentlichen Sinne. Polarität meint eine andere Form der Unterscheidung bzw. der Beziehung zueinander: Yin und Yang bezeichnen die unterschiedlichen Seiten des universalen Gestaltungsprinzips, das sich in jedem natürlichen Vorgang wiederfindet. Yang ergibt sich aus Yin, und Yin ist in Yang schon wieder als Keim angelegt. Das Yin-Yang-Symbol drückt dieses Prinzip graphisch aus. Im schwarzen Tropfen des Symbols ist an seiner breitesten Stelle ein kleiner weißer Kreis, und dies gilt analog für den weißen Tropfen.

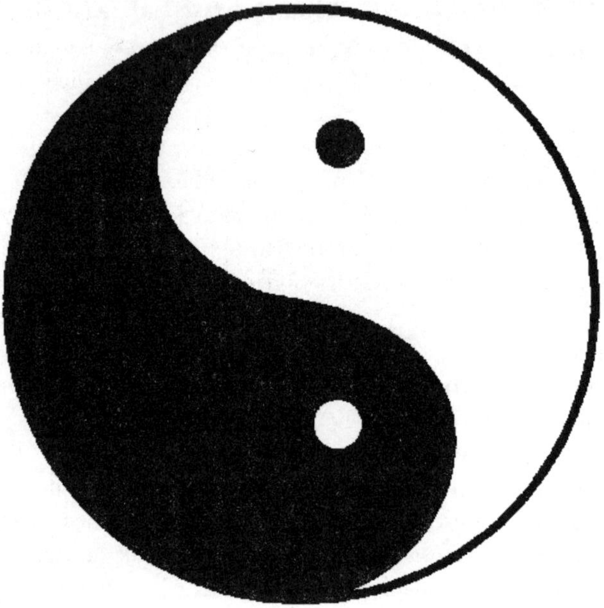

Yin-Yang-Symbol

Beide Tropfen sind ineinander verschlungen und brauchen einander. Beide Kräfte – und eben nicht nur die eine Seite – bilden das Ganze. Polaritäten in diesem Sinne sind eben keine Gegensätze, sondern Extremkräfte im Spannungsfeld einer einzigen Kraft, die im kontinuierlichen Wechsel begriffen ist und immer beide Aspekte des Seins aufweist. Die Natur weist – soweit sie ökologisch intakt ist – ein ungestörtes Pulsieren von Yin und Yang auf. Yin und Yang befinden sich in der Balance. Erst der ökologische Raubbau des Menschen an der Natur läßt Yin und Yang aus dem Gleichgewicht geraten. Findet der Mensch nicht zur Umkehr, wird dem sensiblen Ökosystem Erde genau das passieren, was dem »leibökologischen« System des Menschen beim Raubbau an seinen Kräften und Ressourcen ebenfalls passieren kann: Es kommt zum Infarkt. Das System Erde wird – ähnlich dem System Leib – nicht mehr bewohnbar. Das Leben stirbt ab.

Was für den Makrokosmos Biosphäre gilt, hat auch für den Mikrokosmos Mensch seine Gültigkeit.

Auch im Menschen ist das ungestörte Wechselspiel von Yin und Yang am Wirken, wenn der Mensch in seinem ureigenen Rhythmus lebt. Aus der Einatmung erfolgt das Ausatmen, das Herz zieht sich gleichmäßig zusammen und dehnt sich wieder aus, Erholungsfunktion und Entspannungsfunktion im vegetativen Nervensystem verhalten sich polar zueinander, angestrengte Muskulatur verlangt auch nach der muskulären Entspannung. Wenn nun diese Harmonie von Yin und Yang im menschlichen Leib über einen längeren Zeitraum gestört ist, wird der natürliche Rhythmus des Körpers unterbrochen, unser Körper kommt mit allen krank machenden Konsequenzen aus dem Gleichgewicht. Erst sendet unser Leib uns Signale, bei weiterer Nichtbeachtung dieser Signale sendet er uns die ersten – noch leichteren – Beschwerden. Wenn wir dann auch diese Anzeichen übersehen, werden wir ernsthaft krank.

Befinden wir uns aufgrund länger andauernder psycho-physischer Überforderung in einem ständigen Erregungszustand, werden wir gereizt und nervös. Wir beginnen nachts mit den Zähnen zu knirschen, die Hände auch tagsüber unwillkürlich öfter zu Fäusten zu ballen, gelegentlich machen sich Stiche im Herzbereich bemerkbar, unser muskulärer Tonus bleibt in den körperlichen Aggressionsbereichen angespannt. Es entstehen muskuläre Dysbalancen mit lebenseinschränkenden Folgen. Der natürliche Rhythmus ist zerstört. Dies hat wiederum Folgen für unsere Wirbelsäulenaufrichtung, unsere Atmung, für unser Herz, den Blutdruck, für unser gesamtes psycho-physisches System. Ist die Balance von Yin und Yang über einen langen Zeitraum aus den Fugen geraten, bricht unser innerleibliches System zusammen. Wird das ungestörte Wechselspiel von Yin und Yang nicht wiederhergestellt, stirbt unser Körper ab, wird unbewohnbar. Die hohe Rate der Herzinfarkttoten ist ein deutlicher Beweis für die zerstörte Balance von Yin und Yang. Wir leben allzuoft und in zu langen Lebensphasen gegen unsere Natur. So ist es das charakteristische Symptom eines falsch verstandenen Leistungsprinzips, sich zur Erreichung irgendwelcher Zielsetzungen unter Mißachtung des eigenen Leibes latentem Streß auszusetzen. Die Folge ist eine ständige Überreiztheit und Überspanntheit, die zur Blockierung der Lebenskräfte, der inneren energetischen Wandlungsprozesse (»Chi«) führt. Das »Chi« (Übersetzungsmöglichkeit: »innere Energie«) muß – so das traditionelle chinesische Denken – im menschlichen Leib frei und ohne Blockaden fließen können. Mit der »inneren Energie« ist jene Kraft gemeint, die unseren Körper durchströmt, das Innenleben unseres Körpers trägt und uns am Leben erhält. Beispielsweise bedienen sich Akupressur und Akupunktur sowie Chi Kung dieses Denkmodells, diesem Versuch des Menschen, das Unsagbare zu beschreiben, um Heilungsprozesse zu erzielen. Im Zustand eines »freien Strömens des Chi« ist ein Gefühl von Leichtigkeit, guter Durchblutung, Wärmestromerlebnissen und eben einfach von Wohlbefinden wahrnehmbar. Es ist offenbar das Problem vieler Menschen, daß ihre Lebensenergie durch überfordernde Verhältnisse und ihr eigenes Überforderungsverhalten blockiert und durch muskuläre Verhärtungen gestaut ist. Hieraus lassen sich die zunehmenden Versuche erklären, über den Einsatz fernöstlicher Bewegungspraktiken und westlicher Entspannungstechniken zur inneren Ruhe und zur Entfaltung des eigenen Energiepotentials zurückzufinden.

Das Tai Chi Chuan ist ein sorgfältig und systematisch aufgebauter Weg, diese Richtung wieder einzuschlagen. Schaffe dir Tai-Chi-

Inseln im Alltag, Zeiten und Räume der Ruhe und Konzentration. Wehre störende Einflüsse ab, schaffe dir die Voraussetzungen ungestörten Übens und Erlebens. Nach einiger Zeit wird diese Arbeit an sich selbst seine Wirkung zeigen. Einerseits findest du möglicherweise die Kraft, deine überfordernden Verhältnisse zu verändern und die Balance von Yin und Yang in deinem Leben wiederzufinden. Andererseits wirst du wesentlich gelassener und aufmerksamer mit Konflikten umgehen wollen und können.

6. Der methodische Weg: Die Integration von Tai Chi Chuan und Körperarbeit

Unsere Arbeit in den Tai-Chi-Gruppen basiert auf zwei inhaltlichen Zugängen: erstens auf dem Übungsgut des Tai Chi Chuan und zweitens auf einem breiten Spektrum ergänzender und vorbereitender Körperarbeit.

Die Erfahrung mit Einsteigergruppen hat gezeigt, daß eine Methodik, die behutsam an das Tai Chi herangeht und die Tai-Chi-Arbeit auch vorbereitet, wesentlich erfolgreicher ist. Die Abbrecherquoten sinken, und die Kursteilnehmer, die beim Kurs dabeibleiben, erlernen die Bewegungen besser und fühlen sich auch entspannter. Das Tai-Chi-Übungsgut wird so aufgebaut, daß wir mit Chi-Kung-Übungen beginnen und nach einiger Zeit zu kleineren Tai-Chi-Formen und zur Tai-Chi-Basisarbeit übergehen. Erst wenn der Bewegungsfluß in den einfacheren Tai-Chi-Formen erlebt wird, eine Zentrierung in der Bewegung möglich ist, gehen wir zu komplizierteren Tai-Chi-Formen und auch zum Partner-Tai-Chi über. Während die Peking-Form (24 Sequenzen) sehr spielerisch, mit kreativen Bewegungsimprovisationen durchsetzt, bis hin zur genauen Korrektur der Bewegungslinien vermittelt wird, kann das später, beispielsweise bei der »Langen Form« (85 bzw. 88 Bilder), wesentlich direkter, sogar im Sinne des Vormachens/Nachmachens, vermittelt werden. Das Lehrverhalten orientiert sich also an der Aufnahmefähigkeit der Schüler und bereitet ihnen – ohne sie zu überfordern – Schritt für Schritt den Weg zum Studium des gesamten Übungsgutes.

Sehr hilfreich sind hierbei verschiedene Übungen aus dem Bereich der Körperarbeit. So nehmen wir ausgewählte Übungen aus dem Hatha-Yoga, aus der Feldenkrais-Arbeit und der Funktionsgymnastik, um den Körper dehnend und kräftigend auf die Bewegungsbilder des Tai Chi Chuan vorzubereiten. Natürlich sind diese Übungssysteme auch sehr gut zum Einfühlen und zum Aufmerksamwerden für leibliche Prozesse geeignet. Sie helfen das Körperbewußtsein so zu entwickeln, daß die Tai-Chi-Arbeit günstige Voraussetzungen hat. Entspannungsmassagen und Lockerungsübungen in Partnerarbeit helfen beim Freiwerden der Gelenke, insbesondere im Schulter- und Hüftbereich. Dadurch wird auch ein Wechselspiel auf der Interaktionsebene gegeben, d. h. die Teilnehmer interagieren auf diese Weise auf einer sensitiven Ebene; sie sind nicht für sich allein, sondern helfen sich gegenseitig einfühlsam bei der Entspannung und Lockerung. Eine ganze Reihe von Sensitivübungen hilft bei der schwerpunktmäßigen Erarbeitung der psychomotorischen Voraussetzungen des Tai Chi Chuan: Kontaktsensibilität, Elastizität, Bewegung mit einem Minimum an muskulärem Tonus und Fähigkeit zu sanftem und kontinuierlichem Bewegungsfluß. Spielerische Übungen aus dem Bereich der Selbstverteidigung helfen bei der Vorbereitung auf das Partner-Tai-Chi. Die Kreistänze runden den Bereich der Körperarbeit ab und stellen wieder eine neue Interaktionsebene dar. Wir erfahren uns als Gruppe, tanzen im wunderbaren Rhythmus der meditativen Tänze miteinander. Schnellere Tänze dienen dagegen (genauso wie das freie Tanzen zu rhythmischer Musik) dem natürlich ebenfalls vorhandenen Bedürfnis der Kursteilnehmer nach Dynamik und schneller Bewegung.

So gesehen glauben wir – und die TeilnehmerInnen bestätigen es uns immer wieder – einen methodischen Weg gefunden zu haben, der für die Vermittlung des Tai Chi Chuan eine Menge Vorteile hat. Gerade über die Verbindung von Tai Chi Chuan und Körperarbeit kann sich das Potential des Tai Chi im Kontakt mit den Entwicklungsfortschritten der TeilnehmerInnen voll entfalten.

7. Den Einstieg finden – mit Basisarbeit und einführenden Übungssystemen

Die Tai-Chi-Grundhaltung und die Zentrierung – eine Anleitung für den Einstieg

Wir möchten nun einen Einstieg in wesentliche Haltungs- und Bewegungsprinzipien des Tai Chi Chuan über einen Anleitungstext darstellen. Auf solche Weise könnten Tai-Chi-Einsteiger in das Tai Chi eingeführt werden. (Du kannst dir diesen Text auch von jemandem langsam vorlesen lassen und dich selbst zu dieser Anleitung auf die Haltung und die Bewegung einlassen.)

»Macht einmal für euch eine Momentaufnahme. Verändert eure Stellung nicht und nehmt sie genau wahr. Wie ist die Stellung eurer Füße? Wie ist die Gewichtsverteilung in den Fußsohlen? Wo geht die Kraft durch die Fußgelenke, die Knie und das Hüftgelenk? Nehmt eure Beckenstellung wahr. Verfolgt euren Wirbelsäulenverlauf. Könnt ihr einen Zusammenhang zwischen Beckenstellung und Wirbelsäulenverlauf erspüren? Wie ist eure Kopfhaltung? Schaut ihr nach unten, nach vorn? Wie atmet ihr zur Zeit? Atmet ihr tief oder oberflächlich? Wo atmet ihr hin?

Nun verändert nach dieser Bestandsaufnahme eure Körperhaltung, lockert euch.

Wir wollen euch nun in die Tai-Chi-Grundhaltung einführen. Schaut zuerst einmal nach unten zu euren Füßen hin. Verändert die Stellung eurer Füße so, daß sie schulterbreit und parallel stehen. Nun schließt die Augen, so daß wir eine Körperreise miteinander unternehmen können. Ihr verlagert behutsam euer Gewicht schwankend von einem Bein auf das andere. Schwankt sanft hin und her und spürt hierbei in eure Fußsohlen hinein. Spürt die ständige Druckverlagerung in den Fußsohlen. Nun laßt dieses Schwanken kleiner werden, noch kleiner, bis ihr zum Stillstand kommt. Versucht den Druck eures Körpergewichts in der ganzen Fußsohle so zu verteilen, daß die Kraft zwar vor allem durch die Mitte des Fußes in den Boden geht, aber doch auch der gesamte Fuß – bis hin zu den Fußzehen – Kraft in den Boden abgibt. Belastet beide Fußsohlen gleichmäßig. Fühlt euch eine Zeitlang in diese Situation ein. Seid ganz mit eurer Aufmerksamkeit in den Fußsohlen. Nun wandert mit eurer Aufmerksamkeit hoch zu den Fußknöcheln, spürt eure Fußgelenke. Wandert mit eurem Körperbewußtsein weiter nach oben und wendet euch euren Knien zu, spürt eure Knie. Ihr sinkt etwas in den Knien ein. Laßt die Kraft mitten durch die Knie gehen. Öffnet hierzu etwas in den Knien, so daß sich die Kniespitzen über den Fußzehen befinden. Während ihr eingesunken seid, habt ihr gemerkt, daß sich in der Vorderseite eurer Oberschenkel Spannung aufgebaut hat. Nehmt diese Spannung wahr. Wandert dann mit eurer Aufmerksamkeit hoch zu eurem Becken. In welchem Winkel ist euer Becken geneigt? Verändert den Winkel eures Beckens. Experimentiert mit sanftem Druck. Kippt das Becken ab und macht einen »Entenpo«. Dann richtet das Becken wieder so weit auf, bis ihr einen Widerstand spürt. Nun leitet wieder die Gegenbewegung ein. Erspürt auf diese Weise den euch möglichen Spielraum eurer Beckenbewegung ein paar Male. Laßt dann allmählich die Beckenbewegung kleiner werden, noch kleiner. Kommt in der Position zum Stillstand, bei der ihr das Gefühl habt, daß sich in euch euer Oberkörper stabil auf eurem Becken aufrichtet. Wandert nun mit eurer innerleiblichen Aufmerksamkeit hin zu eurem Steißbein. Dieser unterste Bereich der Wirbelsäule ist nicht leicht zu finden, versucht es. Wenn ihr ihn gefunden habt, wandert ihr nun Abschnitt für Abschnitt, Wirbel für Wirbel, die Wirbelsäule hoch. Laßt euch Zeit hierfür. Spürt noch einmal euer Steißbein ... geht dann über zum Kreuzbein ... durchwandert Wirbel für Wirbel eure Lendenwirbelsäule ... eure Brustwirbelsäule ... wandert die Halswirbelsäule, euren Hinterkopf hoch, bis ihr auf eurem höchsten Punkt, dem Scheitelpunkt ankommt. Stellt euch nun vor, daß unten am Steißbein ein Faden befestigt ist. Er zieht euch nach unten. Ihr sinkt ein zur Erde. Auch oben an eurem Scheitel ist ein Faden befestigt. Er will euch hochziehen in Richtung Himmel. Ihr steht eingesunken zur Erde und dehnt eure Wirbelsäule aus in Richtung Himmel. Der Mensch als Mittler zwischen Himmel und Erde, zwischen geistigem und materiellem Prinzip. Diese Haltung drückt bereits sehr viel Philosophie aus (Bild 5). Der Mensch soll Geistiges und Materielles in seinem Menschsein vereinigen und zur Integration bringen.

Öffnet nun ganz langsam und behutsam die Augen und laßt Licht herein. Lockert eure Beine, die Haltung ist ja noch ungewohnt. Nach ein paar Monaten wird sie euch sehr vertraut und angenehm sein. Laßt uns nun zur Entlastung ein paar Rückenübungen im Liegen machen. Holt euch eure Yoga-Matte oder Decke ... (nun folgen Rückenübungen aus dem Bereich der Feldenkrais-Methode und des Hatha-Yoga, damit sich die Beinmuskulatur erholen kann und das Körperbewußtsein weiterhin entwickelt wird. Natürlich sind auch die funktionellen Reize wichtig, die vorbereitend und ergänzend zum Tai Chi wirken).

So, nun streckt und dehnt euch noch einmal ordentlich und kommt dann allmählich wieder hoch. Wir wollen die Tai-Chi-Grundhaltung nun noch weiter aufbauen. Bitte macht wieder die Augen zu. Laßt euch wieder auf die Grundhaltung ein. Sie entsteht immer wieder neu, und ist niemals sofort wieder da. Es ist ein Sich-Hineinfinden und -Einlassen, ein lebendiger Prozeß, der immer wieder anders verlaufen und gelingen kann. Fangt an, die Grundhaltung für euch von unten nach oben aufzubauen. Denkt an die Fäden, die euren Bezug zur Erde und zum Himmel deutlich werden

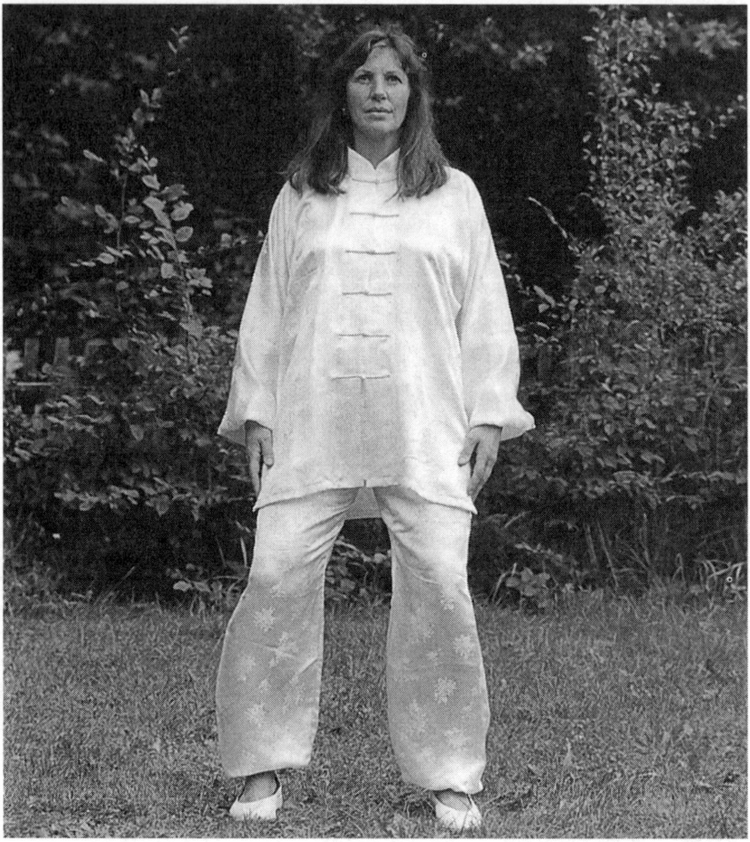

5

lassen. Nun fühlt einmal mit dem Handrücken von der Brustwirbelsäule hinunter zur Lendenwirbelsäule und zum Kreuzbeinbereich. Versucht eure Beckenstellung so zu variieren, daß der Bereich Brustwirbel-, Lendenwirbelsäule und Kreuzbein möglichst lotrecht, also senkrecht eingestellt ist. Hierdurch verändert sich die Belastung im Rücken. Die Kraft wird nicht mehr so sehr im unteren Rückenbereich, sondern viel stärker im Oberschenkelbereich wirken. Die Oberschenkel nehmen dem Rücken in dieser Haltung die Arbeit ab. Merkt ihr auch, wie in dieser Haltung die Kraft mitten durch euch hindurch nach unten in die Erde geht? Auch dies entlastet in dieser Haltung euren Rücken. Nun wenden wir uns dem Hals und dem Kopf zu. Stellt euch vor, ihr drückt mit dem Scheitelpunkt eine Hand, die auf eurem Kopf aufliegt, sanft nach oben. Gleichzeitig senkt ihr euer Kinn ein paar Millimeter Richtung Brustbein ab. Merkt ihr, wie ihr größer werdet, wie sich eure Halswirbelsäule dehnt, euer Kopf aus den Schultern herauswächst? Versucht euren Kopf – nach diesem leichten Druck nach oben, wieder ganz leicht werden zu lassen, pendelt ihn auf dem obersten Halswirbel – eurem Atlaswirbel – ein wenig hin und her, balanciert ihn aus. Nehmt nun eure Schultern hoch in Richtung Ohren. Atmet hierbei ein. Mit dem deutlichen Ausatmen laßt ihr sie wieder fallen. Wiederholt diesen Vorgang nun ein paarmal, bis die Schultern ganz locker sind. Dann stellt euch vor, die Schultern treiben nach außen, ihr werdet etwas breiter und öffnet euch leicht im Brustraum. Spielt nun ein wenig mit eurem Brustbein. Bewegt es sanft vor und zurück. Bei der Rückwärtsbewegung merkt ihr, wie sich der Rundrücken verstärkt. Laßt die Bewegungen allmählich kleiner werden und belaßt euer Brustbein nach einiger Zeit in der Position, die euren Rundrücken weitgehend ausgleicht. Arbeitet hierbei nur mit sanftem Druck, versucht euch niemals durch einen zu starken Krafteinsatz zu überfordern, Entwicklungen zu provozieren, die noch Zeit benötigen.

Beim Tai Chi haben wir viel Zeit. Alles wird sich zu seiner Zeit entwickeln – ohne Drängeln und Zwingen. Nun wandert mit eurer inneren Aufmerksamkeit vom Brustbereich hinunter zum Bauchraum. Laßt den Bauch ein wenig hervorkommen, ohne in eine Hohlkreuzhaltung zu verfallen. Entspannt die Bauchmuskulatur mehr und mehr. Wir können uns hierbei helfen, indem wir auf den Bauch trommeln. Trommelt locker und rhythmisch auf euren Bauch und laßt dabei mehr und mehr die Spannung aus dem Bauchraum heraus. Der Bauch wird ganz weich und darf hervorkommen. Laßt den Bauch weiterhin weich, auch wenn ihr zu trommeln aufgehört habt. Nur mit einem entspannten Bauchraum ist die Bauchatmung möglich. Spannt ihr euren Bauch hingegen an, so kann sich das Zwerchfell nicht nach unten ausdehnen, der Atem bleibt dann im mittleren Bereich, kann nicht an Tiefe gewinnen. Drückt nun mit eurem Zeigefinger ungefähr drei Zentimeter unterhalb eures Bauchnabels etwas in den Bauchraum hinein, so daß ihr diesen Druck deutlich von innen wahrnehmen könnt. Nun zieht ihr eine Verbindungslinie horizontal durch euren Bauchraum. Der Beginn dieser Strecke ist der Druckpunkt eures Zeigefingers. Das Ende der Strecke ist die Wirbelsäule. Ihr stellt euch nun vor, ihr würdet diese Strecke entlanggehen wollen – ausgehend vom Druckpunkt eures Zeigefingers. Nachdem ihr ein Drittel dieser Wegstrecke gegangen seid, macht ihr halt. Ihr befindet euch nun in eurem Energiezentrum im Unterbauch – »Tan Tien« genannt. Laßt nun euren Zeigefinger sinken, löst ihn vom Druckpunkt und versucht, diesen Bereich in eurem Körperbewußtsein zu verorten, merkt ihn euch. Es ist kein Punkt, sondern ein energetisches Feld, das »Meer der Energie« ist hier. Viele traditionelle Kulturen kannten diesen Bereich. Die Japaner nennen ihn »Hara«, die Inder kennen das »Nabel-Chakra« und die Chinesen eben den »Tan Tien«. Wir nennen den Vorgang der Aufmerksamkeitslenkung in den Unterbauch »Zentrierung«.

Alle Bewegungen des Tai Chi Chuan entstehen aus der Zentrierung heraus. Erst wenn die innere Ruhe entstanden ist, die eine Zentrierung zuläßt, entstehen hieraus die Tai-Chi-Bewegungen. Die Zentrierung stellt die Verbindung zwischen Kopf und Körper, zwischen Geist und Leiblichkeit her, baut die Brücke zwischen Körper und Geist.

Löst euch nun wieder aus dieser Haltung heraus, lockert eure Muskulatur. Unsere Reise ist beendet, bzw. wir haben den ersten wichtigen Schritt getan, ohne den auch eine lange Reise nicht auskommen kann.«

Merkpunkte für die Tai-Chi-Grundhaltung:

- Sind meine Füße schulterbreit auseinander, stehen sie parallel zueinander?
- Sind meine Knie gebeugt, sind die Kniespitzen über den Fußzehen?
- Ist mein Becken so weit aufgerichtet, daß Brustwirbel-, Lendenwirbelsäule und Kreuzbein lotrecht eingestellt sind?
- Ist mein Rückgrat – vom Steißbein bis zum Scheitelpunkt – aufgerichtet?
- Ist mein Kopf locker und leicht auf dem Atlas-Wirbel ausbalanciert?
- Sind meine Schultern entspannt? Ist mein Brustraum geweitet?
- Habe ich die Spannung aus dem Bauchraum gelöst?
- Habe ich mir die nötige Ruhe und Zeit zur Zentrierung genommen?

Die »Achtfache elegante Bewegungsreihe« (Acht Brokat-Übungen)*

Das »Pa Tuan Chin« (neue Schreibweise: »baduanjin«) gibt es in zahlreichen Versionen.**

»Pa« bedeutet »acht«, »Tuan« kann mit »Abschnitte« übersetzt werden. »Chin« steht für Brokatstoff oder Seide. So kommen wir also zu der Übertragung »acht Übungsabschnitte, die auf Brokatstoff überliefert wurden, bzw. die so schön wie der edle Brokat sind«. Wir haben uns in Kenntnis verschiedener Versionen der »Acht Brokat-Übungen« für eine Variante entschieden, die aus unserer Sicht besonders geeignet ist, als Einstiegsübung in das Tai Chi zu dienen, und auch unter einem psychovegetativen Blickwinkel sehr wirksam ist. So geht hierbei die leichte muskuläre Anspannung, beispielsweise der Arme und Hände, fast immer mit entsprechender Atmung einher, d. h. mit der sanften Anspannung der für das Einatmen notwendigen Muskulatur. Oft kommt es in der Endphase der Bewegung auch noch zu einer Fixierung des Blicks auf einen festen Punkt in mittlerer Distanz. So nimmt auch in dieser Phase der Bewegung die geistige Konzentration zu. Dann geht mit der 2. Bewegungsphase Yang in Yin über: Die Hand- und Armmuskulatur entspannt sich. Die Augen lösen ihren Blick, die Atemmuskulatur entspannt sich und entläßt den Atem. Die geistige Konzentration auf ein Ziel wird abgelöst durch ein Leer- und Weitwerden in der Wahrnehmung. Durch die regelmäßige Wiederholung dieses Prozesses wird eine Entspannungsreaktion ausgelöst, die mit Phänomenen des Muskelrelaxationsverfahrens nach Jacobson vergleichbar ist. Die parasympathische Reaktion des vegetativen Nervensystems wird aktiviert (Erholungsfunktion). Der oftmals zu stark aktivierte Funktionszusammenhang des Sympathikus tritt

* Siehe Barbara und Klaus Moegling: Tai Chi für Einsteiger, Kapitel 7.

** Eine Variante im Sitzen haben wir in unserem Partner-Tai-Chi-Buch veröffentlicht: Barbara und Klaus Moegling: Taiji zu zweit.

mehr und mehr zurück. Yin-Impulse überlagern allmählich mehr und mehr die übermächtig gewordenen Yang-Energien. Entspannung und Erholung können eintreten.

Dies ist das vegetative Geheimnis der Brokat-Übungen und aller vergleichbaren Verfahren.

Des weiteren ist unter einem funktionellen Aspekt anzumerken, daß jede einzelne Brokat-Übung ihren eigenen funktionsgymnastischen Wert hat. Im Laufe der acht Übungssequenzen wird der gesamte Körper durchgearbeitet und sanft gefordert. Wir werden zu jeder einzelnen Brokat-Übung die Gesundheitswirkung, die für uns erlebbar und nachvollziehbar ist, angeben.

Die »Acht Brokat-Übungen« stehen meistens ganz am Anfang unserer Tai-Chi-Einführungen, denn sie sind ein sehr altes Chi-Kung-System, das als Ur-Tai-Chi zu verstehen ist: Die Prinzipien des Tai Chi können hier sehr genau und auf einer sehr einfachen Ebene erfahren werden:

Verwurzelung und Aufrichtung, langsamer und weicher Bewegungsfluß, ständiger Wechsel von sanfter muskulärer Anspannung zur Entspannung, Zentrierung auf die Leibesmitte und bewußte Wahrnehmung des Augenblicks.

Die Brokat-Übungen sind ideal für das Hineinfinden ins Tai Chi.

Noch ein Hinweis zur Atmung: Bitte atme nicht zu heftig ein, halte auf keinen Fall die Luft eine Zeitlang an. Du atmest sanft ein, nutzt hierbei das gesamte Atemvolumen, ohne dies zu zwingen. Dann löst du dich von der eingeatmeten Luft, indem du voll ausatmest. Orientiere dich in deiner Bewegungsgeschwindigkeit an deiner Atembewegung. Die innere Bewegung leitet die äußerlich wahrnehmbare Bewegung. In den Endpositionen der Hin- und Rückbewegung, die nicht gehalten werden, geht der Atemstrom – fast unmerklich – von Yang zu Yin über und umgekehrt.

Wir werden die Atemweise bei den einzelnen Bewegungsphasen jeweils wie folgt markieren:

0 = Einatmen
* = Ausatmen
0 * bzw. * **0** = Umkehrpunkt des Atems

Übe die »Acht Brokat-Übungen« bitte immer vollständig, in der gleichen Reihenfolge und an einem gewohnten, stillen Ort. Dies verstärkt die Entspannungswirkung der Übungen. Bei der Wiederholungsfrequenz soll man sich nach dem subjektiven Empfinden richten: Wiederhole die Übungen so oft, wie dies dir in deinem subjektiven Empfinden guttut. Allerdings sollten auch hier die Übungen (bis auf die 8. Brokat-Übung, die siebenmal ausgeführt wird) immer gleich oft wiederholt werden. Ein empfohlenes Übungsminimum liegt bei drei bis fünf Wiederholungen pro Brokat-Übung, so daß der gesamte Übungssatz ca. zwanzig Minuten dauern wird.

Die einzelnen Übungen werden immer jeweils nach links begonnen, um die linke Seite, die bei sehr vielen Menschen vernachlässigt ist, zu stärken.

Ausgangspositionen:

Es gibt drei Grundpositionen, aus denen heraus die »Acht Brokat-Übungen« ausgeübt werden.

1. Grundposition »Bären-Stellung«:

Aus dieser Stellung heraus beginnen die Brokat-Übungen 1, 3, 4 u. 6.

Diese Position entspricht der Tai-Chi-Grundhaltung. Die Füße stehen schulterbreit und parallel. Du stehst eingesunken in den Knien, mit ausbalanciertem Becken und gestrecktem Rücken. Die Beckenaufrichtung gleicht hierbei das Hohlkreuz aus. Die Schultern drücken Gelassenheit aus und sind auf keinen Fall hochgezogen oder nach vorn gebeugt. Du kannst dir vorstellen, die Schultern treiben nach außen. Die Arme befinden sich leicht abgewinkelt, aber dennoch locker, an der Seite des Körpers. Der Bauchraum ist entspannt. Der Atem wird in das Bauchzentrum »Tan Tien« geleitet. Die innere Aufmerksamkeit ruht im Tan Tien.

2. Grundposition »Pferde-Stellung«:
Die Brokat-Übungen 2,5 und 7 beginnen aus dieser Stellung heraus. Du steht ca. zwei Schultern breit. Die Füße brauchen nicht exakt parallel zueinanderzustehen, sollten aber auch nicht zu weit mit den Fußspitzen nach außen gewendet sein (ca. in einem Zwanzig-Grad-Winkel mit den Fußspitzen nach außen gewendet). Die Beinhaltung entspricht in etwa dem Sitz auf einem Pferderücken.

Es ist wichtig, den Winkel von Unter- zu Oberschenkeln so zu gestalten, daß die Schwerkraft mitten durch das Kniegelenk geht, um Knieprobleme zu vermeiden.

Die Pferde-Stellung ist eine sehr tiefe und geerdete Grundhaltung, die man anfangs noch nicht sehr lange und ausdauernd einnehmen kann. Dies solltest du auch nicht zwingen, nach einiger Zeit wirst du stärker in den Beinen. Das Becken wird ebenfalls, wie bei der »Bären-Stellung«, so weit aufgerichtet, daß die Lendenwirbelsäulenschwingung ausgeglichen wird. Du stehst tief verwurzelt und aufgerichtet in dieser Position.

3. Grundposition »Adler-Stellung«:
Diese Stellung kommt nur einmal, nämlich bei der 8. Brokat-Übung, vor.

Die Füße stehen diesmal sehr eng beieinander, mit einer Standbreite von nur wenigen Zentimetern. Daher ist dies auch die Stellung, bei der der Körperschwerpunkt relativ hoch angesetzt ist. Dennoch finden wir auch hier die Haltungsmerkmale des Eingesunkenseins in den Knien und des aufgerichteten Rückgrats.

Bewegungsbeschreibung der »Achtfachen eleganten Übungsreihe« (Acht Brokat-Übungen)

1. Brokat-Übung: »Den Himmel mit den Händen stützen«

0* 0* Laß dich bitte auf die schulterbreite Ausgangsstellung (»Bären-Stellung«) ein. Lenke deine Konzentration auf den Tan Tien, zentriere dich. Lenke den Atem in Richtung Bauchraum hinunter. Versuche an nichts zu denken, leere deinen Geist. Das Denken ist im Moment nicht wichtig. Versuche einfach dazusein, wie ein Stein, ein Baum oder ein Reh.

0 Aus dieser inneren Haltung heraus beginnt die Bewegung (Bild 6). Die Arme steigen seitwärts hoch (Bild 7). Die Handinnenflächen der Hände zeigen nach oben. Die Hände treffen sich über dem Scheitel und werden ineinandergefaltet (Bild 8). Die Arme sind hierbei locker gestreckt.

Die gefalteten Hände sinken zum Kopf hinunter, ohne ihn allerdings zu berühren (Bild 9). Du sinkst noch etwas mehr in den Knien ein.

0 Die gefalteten Hände werden nach oben gewendet und nach oben gedrückt, bis die lockere Streckung der Arme wieder erreicht ist. Du stellst dir vor, daß du gegen einen leichten Widerstand nach oben drückst. Achte darauf, daß du wirklich senkrecht nach oben (über deinen Scheitelpunkt) drückst, damit der Brustwirbelsäuleneinfluß der Übung wirksam werden kann. Während der Aufwärtsbewegung deiner Hände, streckst du dich in den Beinen und gehst allmählich in den Zehenspitzenstand (Bild 10).

* Oben angekommen löst du die Hände wieder und läßt sie leicht angewinkelt seitlich hinabsinken (Bild 11). Hierbei gibst du den Ze-

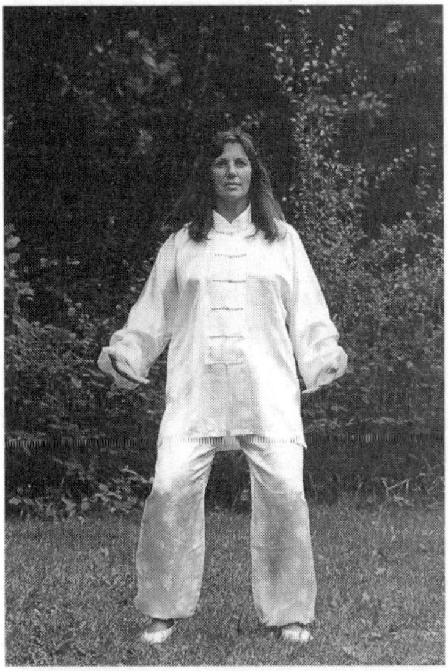

6

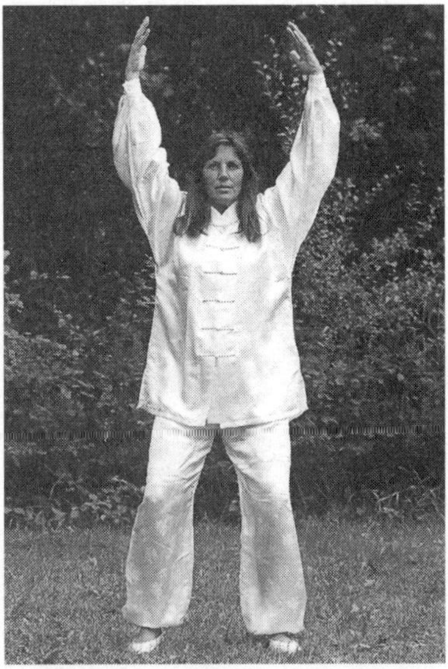

7

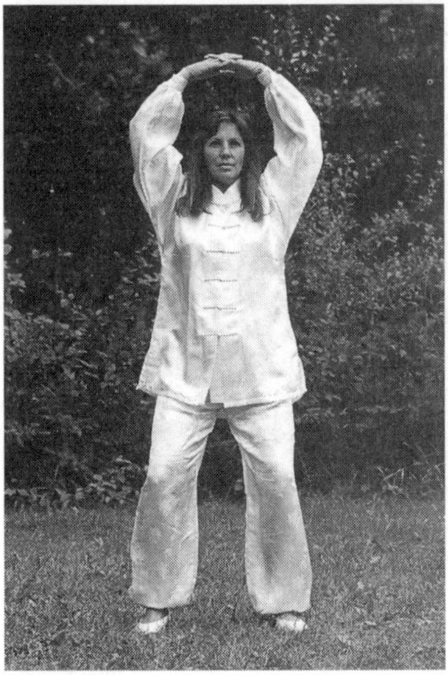

8

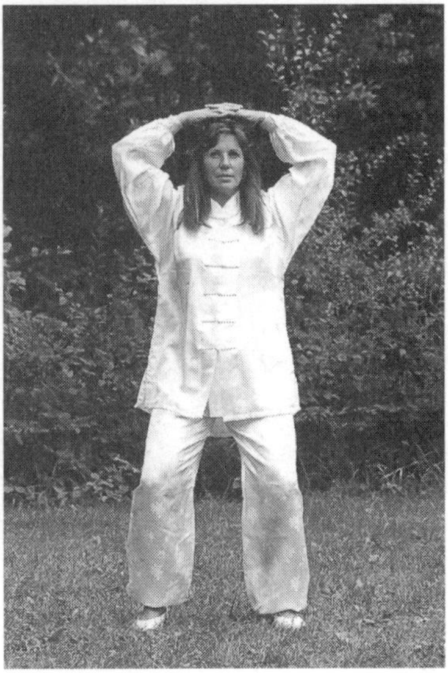

9

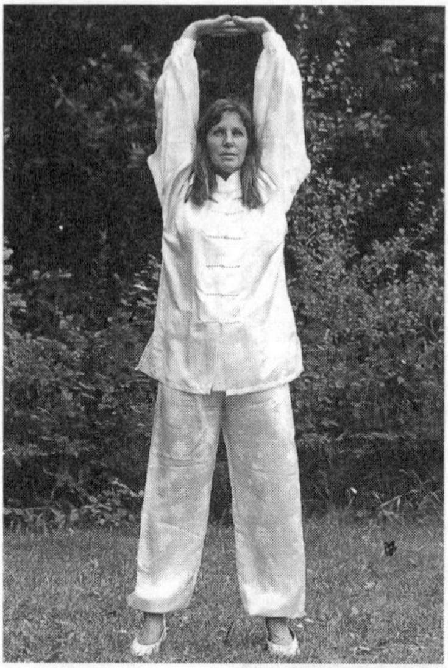
10

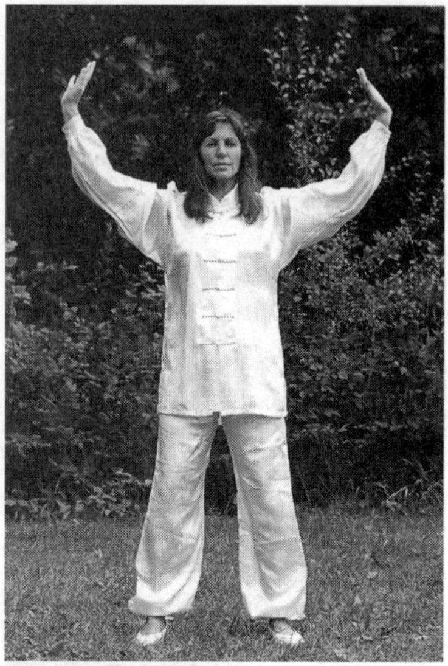
11

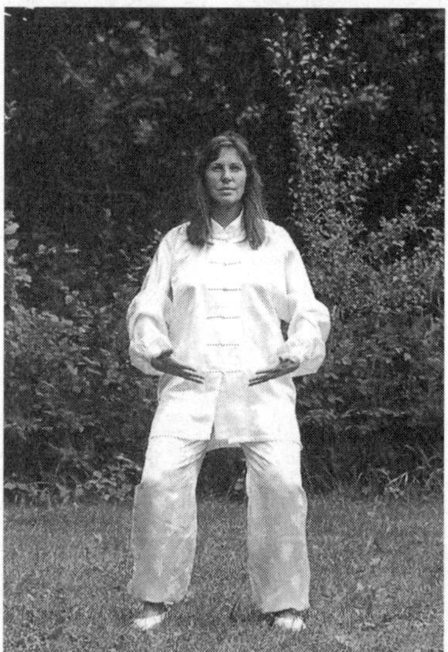
12

henspitzenstand wieder auf und sinkst bis auf die Standhöhe der Stellung »Bär« wieder ein.

***0** Deine Hände treiben nach innen, so daß sie sich vor dem Bauchraum »anschauen«, aber nicht berühren (Bild 12). Anschließend beginnt die Bewegung ohne Bewegungspause von neuem.

Gesundheitswirkung:

Diese Übung hilft, die Lungenkapazität zu erweitern, den Atem zu in tensivieren, der Lungenaktivität Spielraum zu verschaffen. Sie vertreibt durch ihre vertiefte Atmung allgemeine Müdigkeit. Sie stärkt die Rückenmuskulatur und wirkt sich ausgleichend aus bei einer Neigung zum Rundrücken und nach vorn gezogenen Schultern. Verspannte Schultern werden gelockert. Der Magen und weitere innere Organe werden durch die mit dem Atem verbundene Bewegung des Streckens und Lösens stimuliert, so daß die Verdauung angeregt und verbessert wird. Selbstverständlich wird durch eine regelmäßige Übung der 1. Brokat-Übung über einen längeren Zeitraum hinweg auch das Balancegefühl geschult. Du wirst merken, daß du zunehmend sicherer den Zehenspitzenstand einnehmen kannst. So gesehen wirkt diese Brokat-Übung auch den Alterungseffekten eines abnehmenden Gleichgewichtsgefühls entgegen.

2. Brokat-Übung: »Den Adler schießen – nach links und rechts«

***0 *0** Du stehst im breiten Stand (»Pferde-Stellung«). Achte darauf, daß dein Rückgrat möglichst senkrecht eingestellt ist, daß du dein Becken nicht abkippst und keinen »Entenpo« machst. Zentriere dich auf deinen Tan Tien.

* Hebe beide Hände an und führe sie vor der Brust in die Überkreuzung (Bild 13). Die Handinnenflächen zeigen zur Brust. Die linke Hand ist innen, und die rechte Hand ist außen in der Überkreuzung. Bleibe während des Ausatmens in dieser Position und entspanne noch einmal sehr bewußt den Bauchraum.

0 Führe die linke Hand zur Seite, wende den Kopf gleichzeitig nach links. Parallel treibt die rechte Hand zur rechten Brustseite (Bild 14). Achte auf die Parallelität von Kopf und Handbewegung. In der Endphase dieser Bewegung wird mit der linken Hand – der Bogenhand – mit Daumen und Zeigefinger ein »V« herausgeformt. Die rechte Hand zieht vor der rechten Brusthälfte die Bogensehne an.

0* Du schaust durch das Finger-V hindurch in die Ferne und fixierst dort einen Punkt – den Adler, den der Pfeil in der Vorstellung erreichen soll (Bild 15 und 16). Der Adler fliegt fort. Du beginnst, deine Augenmuskulatur, die Hand- und Armmuskulatur zu entspannen, und leitest hiermit die Rückführungsbewegung ein.

* Die beiden Hände treiben zur Mitte zurück (Bild 17), wobei diesmal die rechte Hand in die Überkreuzung nach innen geht. Hierbei wird nur ein Minimum an Anspannung in den Händen und Armen belassen. Parallel zur Bewegung der Hände treibt auch der Kopf in seine Ausgangsposition zurück (Bild 18).

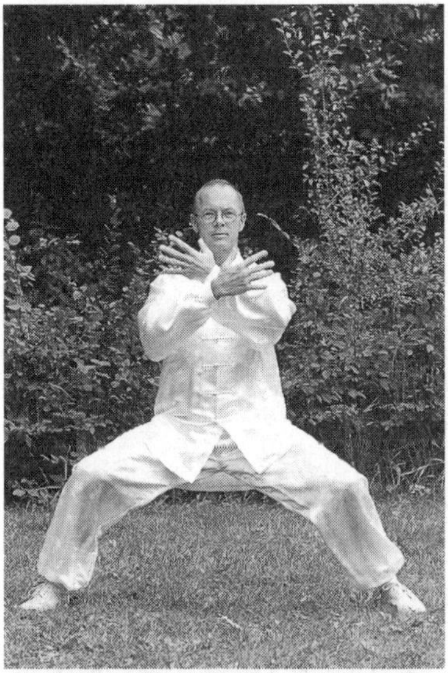

13

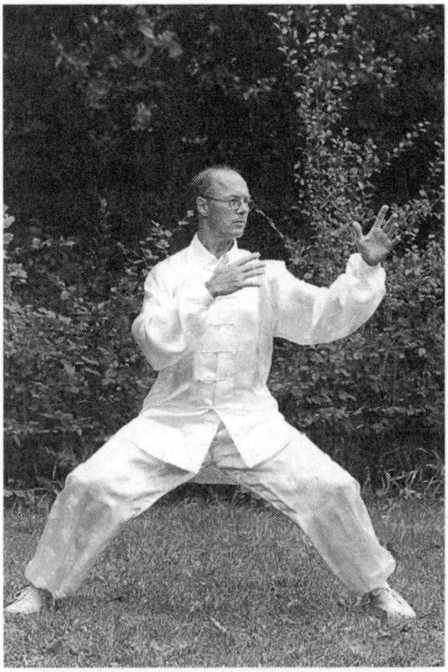

14

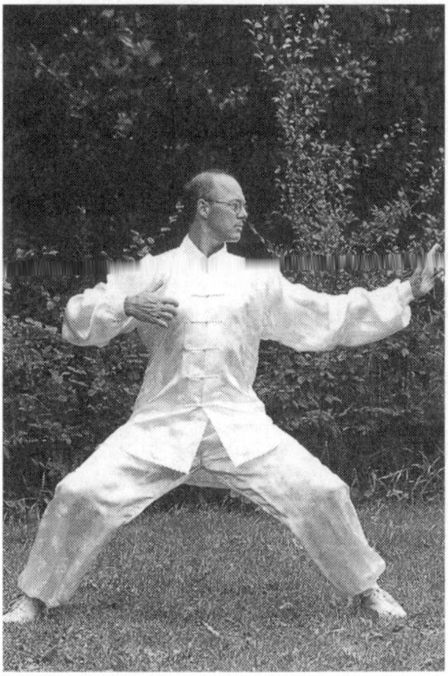

15

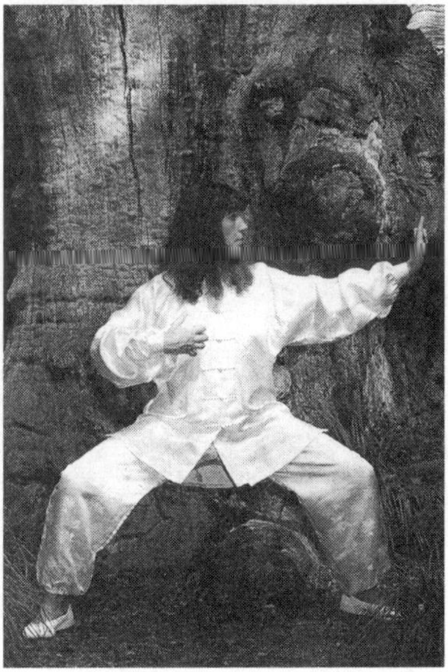

16

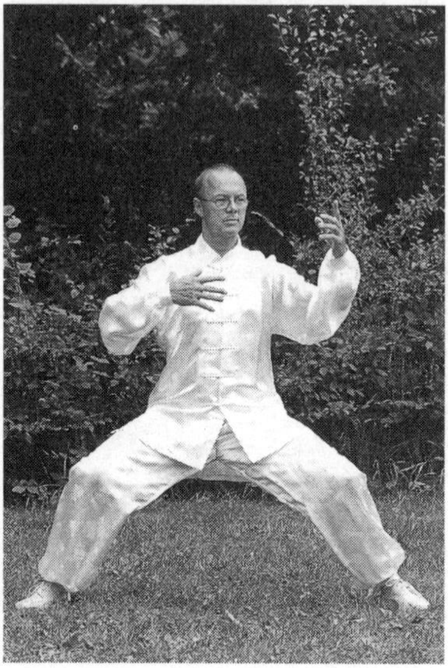
17

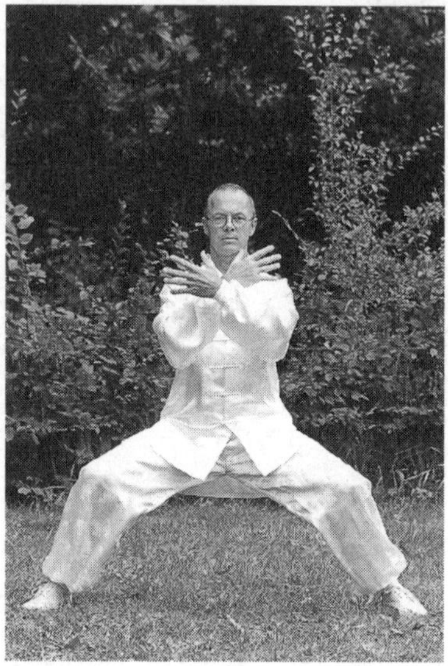
18

***0** Du schaust entspannt nach vorn in die Ferne. Dies ist der Ausgangspunkt für die Bewegung der rechten Hand nach außen, die nun die Bogenhand und das Finger-V bilden wird. Die Bewegung beginnt von neuem.

Gesundheitswirkung:

Diese Übung stärkt die Funktionsweise der Lungen und stärkt das Herz-Kreislauf-System. Sie kräftigt die Muskulatur der Brust, der Arme und der Schultern. Des weiteren steigert diese Übung die Konzentrationsfähigkeit. Durch ihren regelmäßigen Wechsel von sanfter Anspannung und Entspannung ist sie besonders geeignet zum Abbau vegetativer Störungen, nervöser Überreiztheit und hilft gegen Schlaflosigkeit.

3. Brokat-Übung: »Die Hände heben«

***0 *0** Du beginnst diese Übung aus der schulterbreiten Stellung (»Bären-Stellung«). Nimm dir genügend Zeit, dich auf den Tan Tien zu zentrieren.

***** Mit dem Ausatmen steigen beide Hände bis auf die Höhe des Solarplexus hoch. Die Arme sind rund. Die Finger zeigen nach vorn, sind schräg nach innen gewandt (Bild 19).

0 Die Hände trennen sich nun. Die Linke wird nach oben und die Rechte abwärts, seitlich neben die Hüfte geführt (Bild 20).

0* Dies ist der Moment der größten Streckung der Arme, der Umkehrpunkt des Atems und der Bewegung der Hände. Die linke Hand ist seitwärts über den Kopf gerichtet. Der linke Handteller

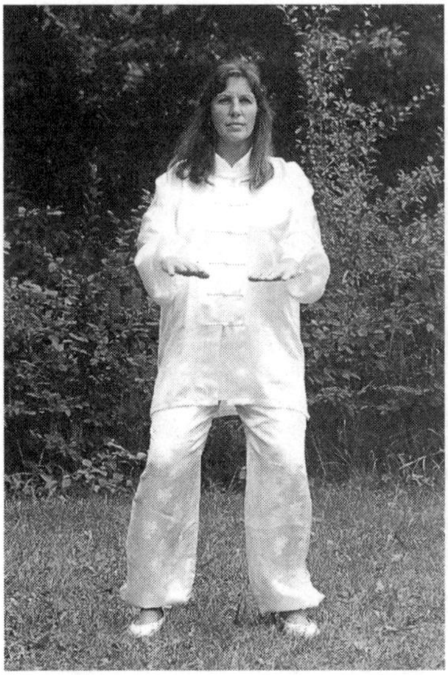

19

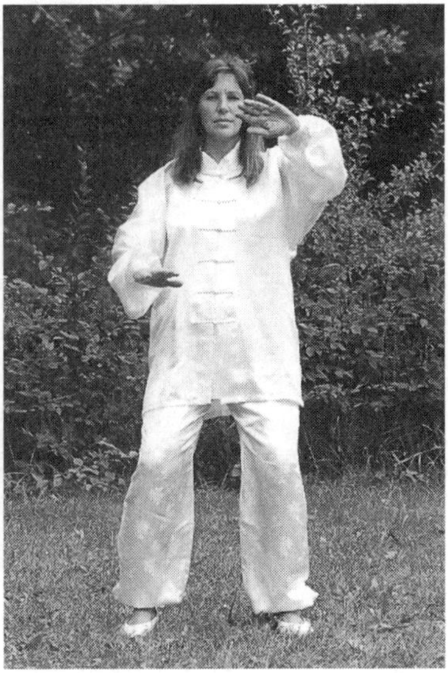

20

21
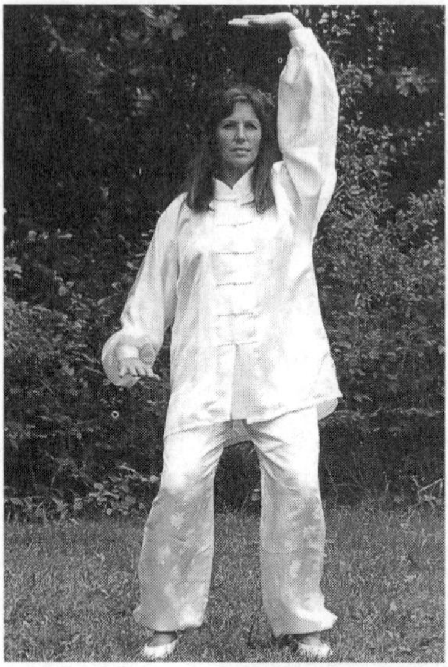

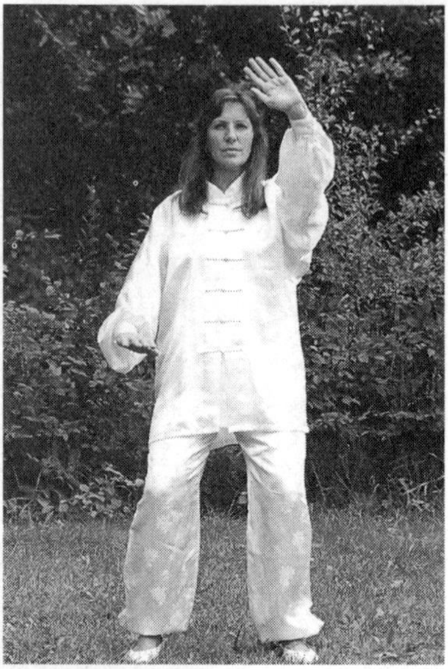
22

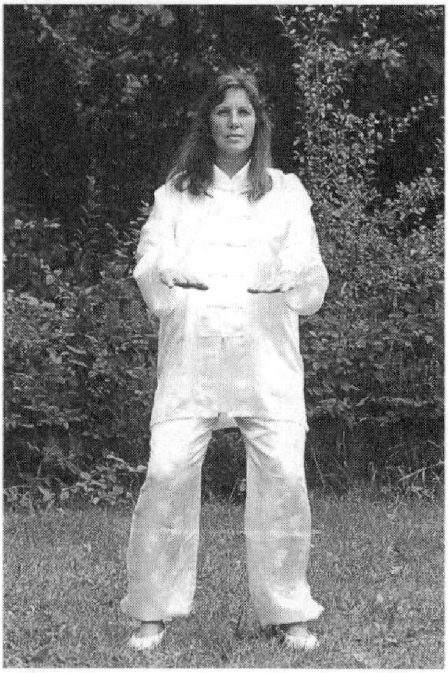
23

zeigt nach oben. Die Finger der rechten Hand zeigen nach vorn, etwas nach innen gerichtet (Bild 21). An diesem Umkehrpunkt gibt es – wie bei allen vergleichbaren Situationen – keinen Bewegungs- oder Atemstillstand, sondern nur eine Fortführung der Bewegung. Yang geht fließend in Yin über.

* Die Hände treiben nun im leichten Vorwärtsbogen zur Mitte zurück (Bild 22) und treffen sich auf der Höhe des Solarplexus in der bereits beschriebenen Position (Bild 23).

0 Die Bewegung beginnt von neuem. Nur wird diesmal die rechte Hand gehoben, und die linke Hand wandert nach unten.

Gesundheitswirkung:

Die 3. Brokat-Übung dehnt die Brust- und die seitliche Rumpfmuskulatur. Außerdem wirkt sie massierend auf den Verdauungstrakt und stärkt dessen Funktionen. Bei Verdauungsstörungen wirkt sich diese Übung positiv aus.

4. Brokat-Übung: »Mit Verachtung hinter sich blicken«

0 Du stehst in der schulterbreiten Ausgangsstellung (»Bären-Stellung«). Zentriere dich im Tan Tien (Bild 24).

0 Mit dem Einatmen hebst du die Hände mit den Handtellern nach oben gewendet bis auf Schulterhöhe an. Die Arme sind hierbei locker gestreckt (Bild 25).

* Du wendest die Hände mit den Handflächen nach unten und senkst die Arme und Hände wieder ab (Bild 26). Stelle dir hierbei vor, du würdest die Hände gegen einen leichten Widerstand nach unten drücken (Bild 27). Während du hinunterdrückst, wendest du den Kopf langsam nach links und schaust nach hinten über die Schulter. Achte hierbei darauf auszuatmen und wende den Kopf nur so weit, wie dies angenehm geht. Deine Hände sind nun unten, rechts und links von deinen Oberschenkeln, angekommen (Bild 28).

***0** Deine Hände machen eine kreisende Bewegung nach außen, aus dem Handgelenk heraus. Du fixierst in dieser Zeit aus den Augenwinkeln heraus einen Punkt hinter dir auf dem Boden (Bild 29).

0 Dann löst du den Blick wieder und läßt ihn komplex werden. Die Hände haben ihre Kreisbewegung beendet und treiben langsam wieder nach oben bis auf Schulterhöhe. Die Handteller schauen hierbei nach oben. Dein Kopf wendet sich ebenfalls gleichzeitig in einer kontinuierlichen und langsamen Drehbewegung nach vorn.

0* Die Bewegung kann von neuem beginnen – nur diesmal mit der Kopfwendung nach rechts.

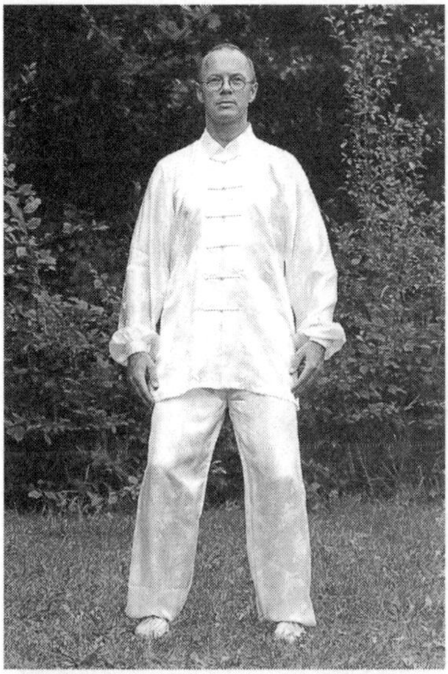

24

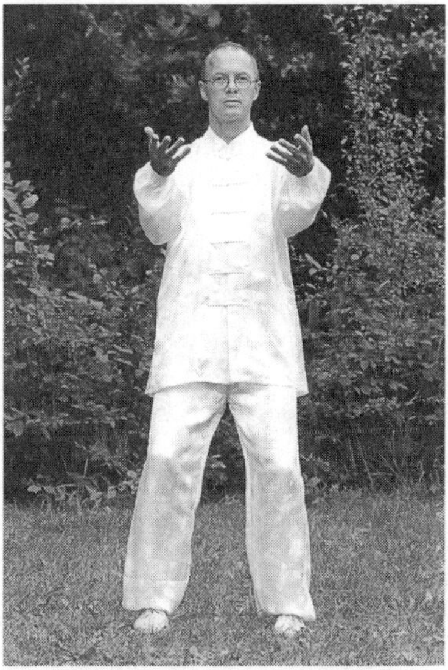

25

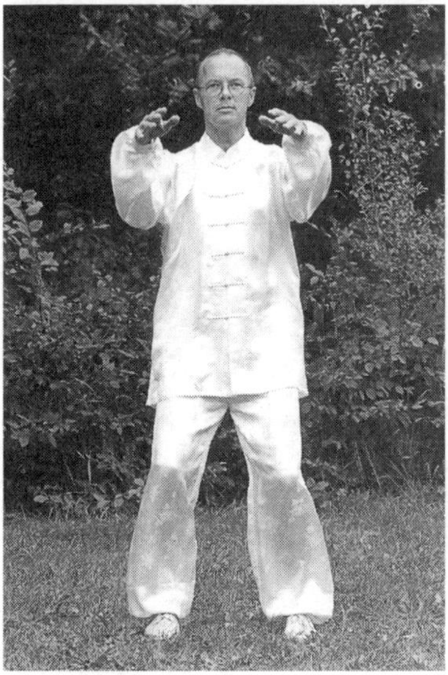

26

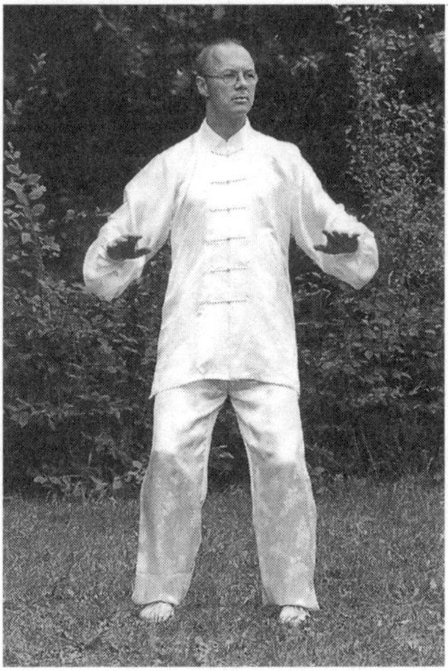

27

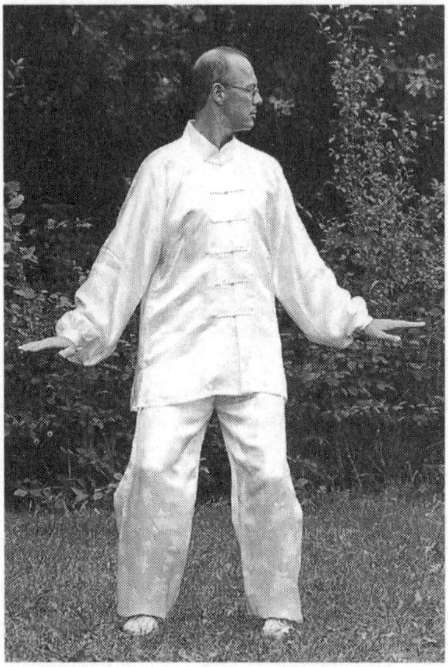

28

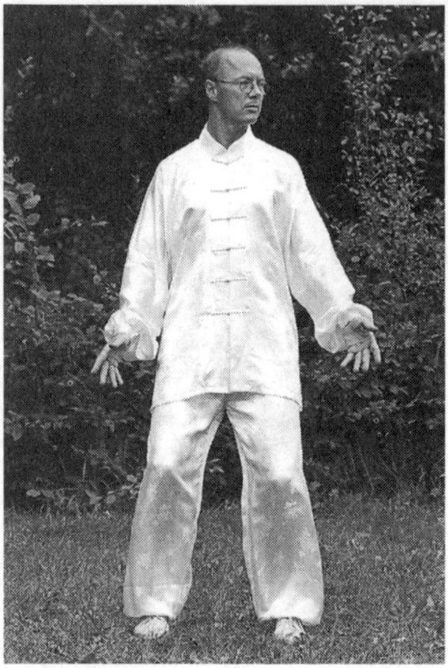

29

Gesundheitswirkung:

Diese Übung reguliert die Nackenmuskulatur. Sie stärkt die Augenmuskulatur. Außerdem verbessert sie die Durchblutung des Gehirns. Vegetative Überreiztheit wird abgebaut.

5. Brokat-Übung: »Das Gesäß schwenken und das Feuer aus dem Herzen vertreiben«

0*0 Bei dieser Übung kannst du dich entscheiden, ob du mit dem Ein- oder mit dem Ausatmen beginnen willst; es ist hier freigestellt, da die Atemwahrnehmungen bei dieser Übung sehr unterschiedlich sind und jeder seinen zu ihm passenden Weg finden soll. Wir ziehen hier in der Darstellung beim Abbeugen das Ausatmen und beim Zurückkommen das Einatmen vor.

0 Du stehst in der »Pferde-Stellung« und legst die Hände auf die Mitte der Oberschenkel auf, so daß die Daumen nach hinten und die Finger nach innen schauen. Du schaust nach vorn in die Ferne und zentrierst dich (Bild 30).

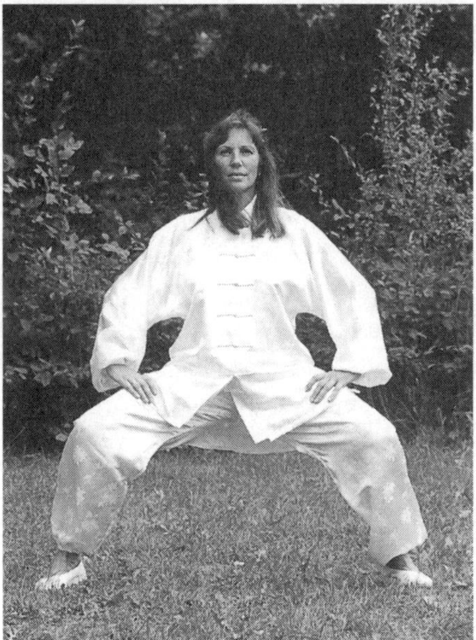

30

31 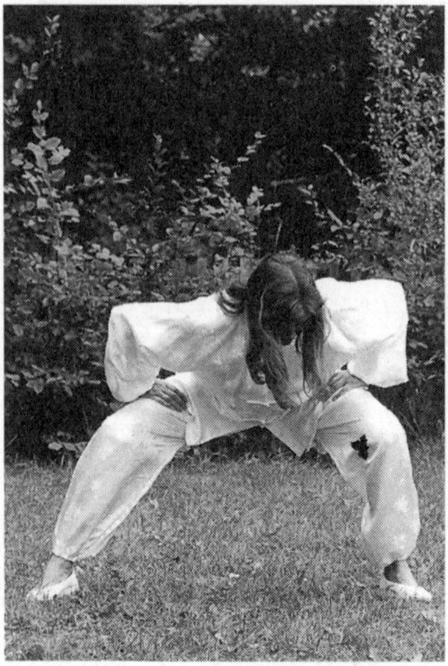 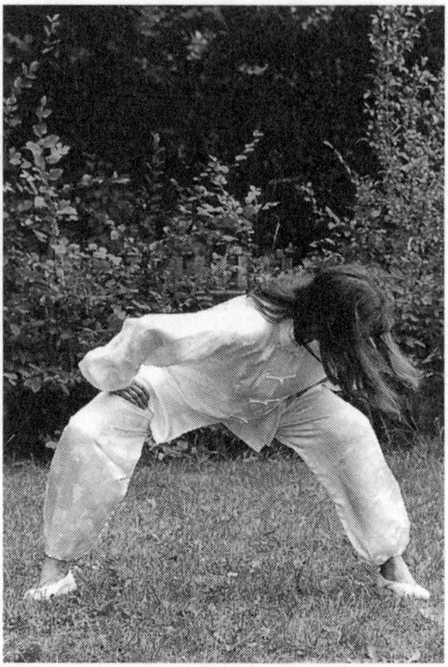 32

* Bewege nun das Becken nach hinten und mache einen »Entenpo«. Gleichzeitig senkst du Kopf und Körper nach vorn ab (Bild 31). Du schwenkst das Becken nach rechts und gleichzeitig machst du eine Bogenbewegung mit Oberkörper und Kopf nach links. Du schaust fixierend auf einen imaginären Punkt neben deiner linken Fußaußenkante (Bild 32).

0 Mit dem Einatmen schwenkt du bogenförmig zurück und kommst wieder in deine Ausgangsposition. Achte darauf, daß du das Becken wieder vollständig aufrichtest.

0* Du hast den Blick gelöst und schaust entspannt in die Ferne. Die Bewegung beginnt von neuem, nur diesmal nach rechts.

Gesundheitswirkung:

Die 5. Brokat-Übung bearbeitet insbesondere den Beckenbereich. Richtig durchgeführt ist sie geeignet, Verspannungen im Beckenbereich zu lösen und hier für Geschmeidigkeit zu sorgen. »Das Feuer aus dem Herzen vertreiben« meint nicht, daß nun die Liebe aus dem Herzen verschwinden solle, sondern bedeutet in der chinesischen Symbolik, daß die Übung so entspannend wirken kann, daß sich der im Herzen aufgestaute Ärger mindern oder sogar lösen kann.

6. Brokat-Übung: »Die Füße mit den Händen fassen«

*0*0* Nimm die Ausgangsstellung »Bären-Stellung« wieder ein und lenke deine Aufmerksamkeit in den Tan Tien.

Du hebst die Arme locker gestreckt bis auf Schulterhöhe an. (Bild 33). Die Handteller sind nach unten gewendet. Auf Schulterhöhe spannst du die Hände leicht an (Bild 34).

* Du läßt nun die Spannung wieder allmählich aus den Händen heraus, während du dich zunächst mit geradem Rücken aus der Hüfte heraus abbeugst (Bild 35). Erst in der Endphase des Abbeugens machst du den Rücken rund, läßt den Kopf hängen und faßt mit den Händen unter deine Fußspitzen. Hierbei beugst du etwas in den Knien.

0 Nun streckst du die Beine, ohne die Hände von den Füßen zu lösen. Streck die Beine so weit durch, wie es dir in deinem momentanen Dehnungszustand ohne Schwierigkeiten möglich ist (Bild 36).

* Nun sinkst du in dich zusammen und löst hierbei die Hände von den Füßen (Bild 37).

0 Du beginnst die Aufwärtsbewegung mit der langsamen Streckung der Beine, die in das Aufrollen der Wirbelsäule übergeht (Bild 38). Du richtest dich Wirbel für Wirbel auf, bis du aufrecht stehst. Die Hände treiben in der Schlußphase der Aufwärtsbewegung hoch bis auf Brusthöhe (Bild 39).

* Mit dem Ausatmen senkst du die Hände im Bogen auf die Taille ab. Du schaust nach vorn (Bild 40).

0 Du streckst dich nach oben und ein wenig nach hinten und drückst sanft dein Brustbein nach vorn und nach oben. Du streckst

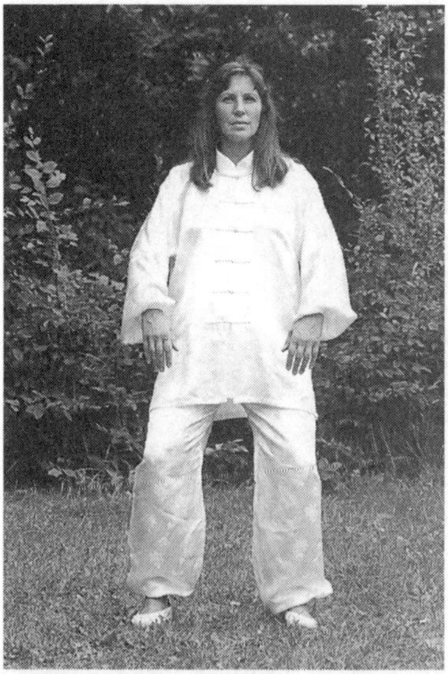
33

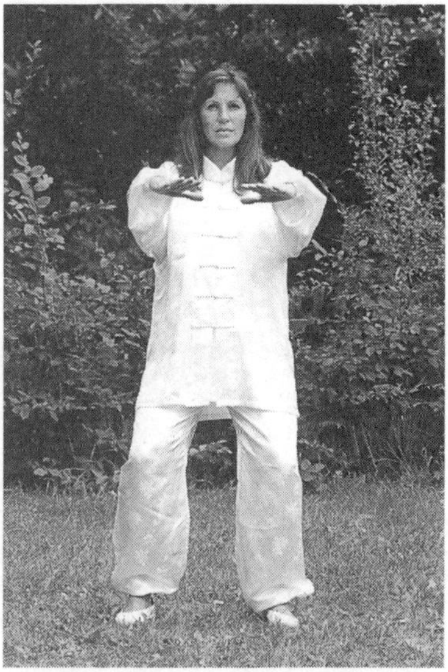
34

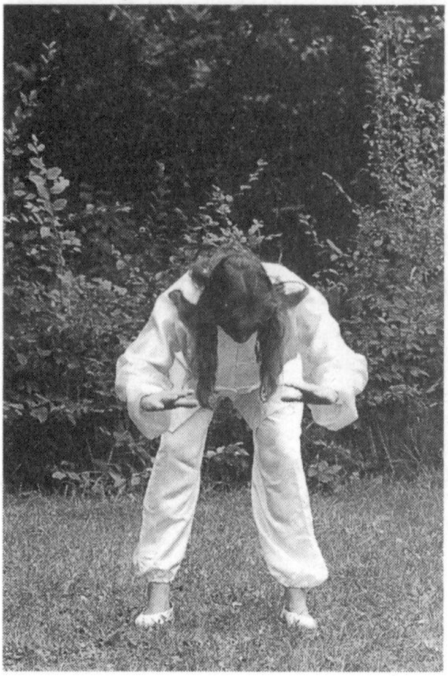
35

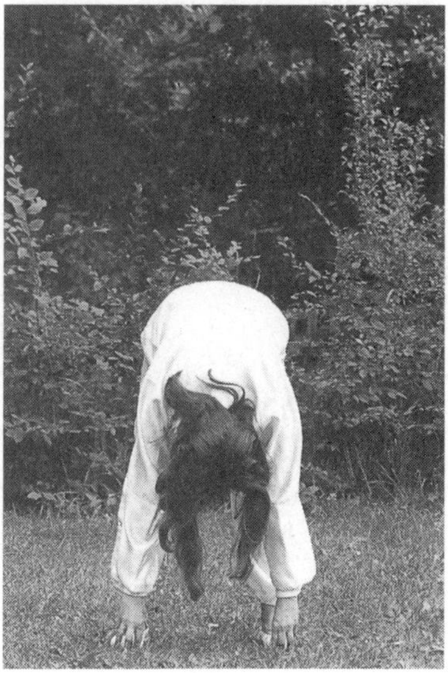
36

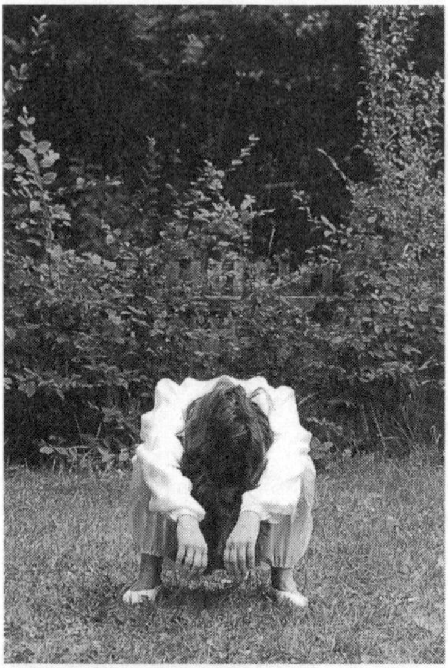

37

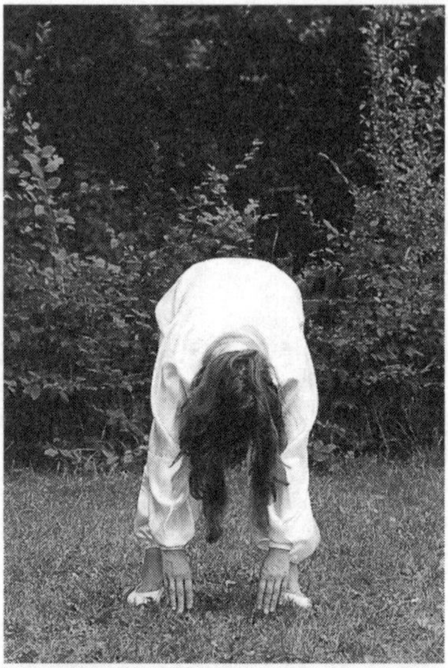

38

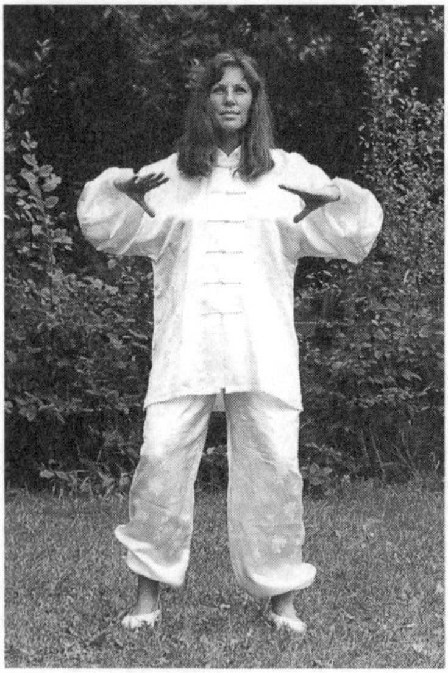

39

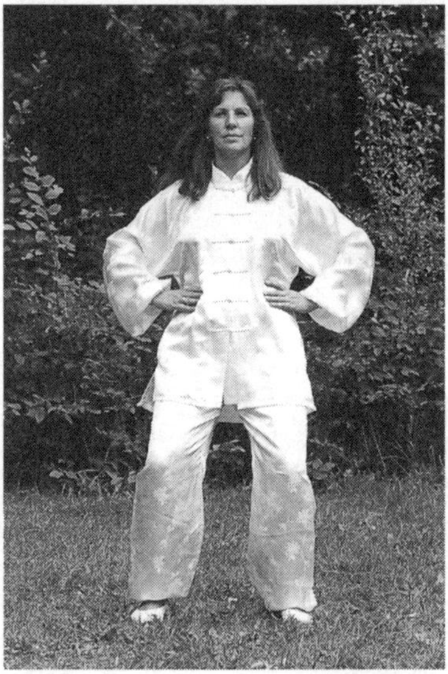

40

dich bei dieser Sequenz in den Beinen. Der Blick geht nach oben (Bild 41).

* Du sinkst wieder in den Knien ein und kommst in die Ausgangsposition zurück. Die Hände treiben nach unten neben die Oberschenkel.

Gesundheitswirkung:

Personen, die zu hohen Blutdruck haben, sollten die Bewegung variieren und den Oberkörper und den Kopf nicht absenken und hängen lassen. Durch die regelmäßig erfolgenden Beugungen und Streckungen wird die Tätigkeit des Zwerchfells beim Atmen unterstützt. Es wird der Tendenz zum Rundrücken entgegengearbeitet. Aufgrund ihrer Anforderungen an das Dehnungsvermögen des ganzen Körpers hat diese Übung einen besonderen gymnastischen Wert. So wird sowohl die Vorder- als auch die Hinterseite gedehnt.

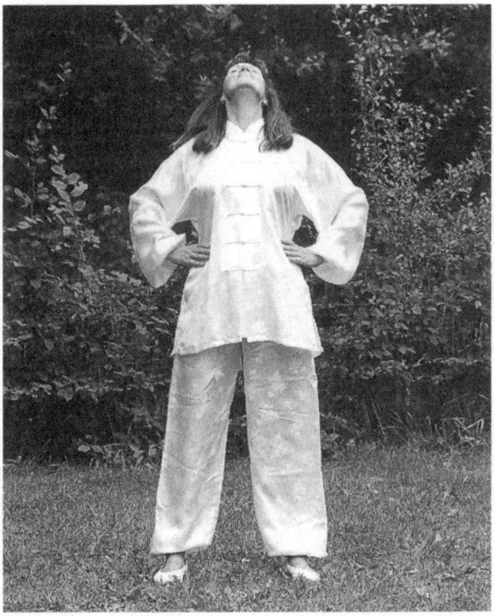

41

7. Brokat-Übung: »Die Fäuste schließen, Augen funkeln«

***0*0** Du stehst in der »Pferde-Stellung« und schaust nach vorn, ohne etwas zu fixieren. Zentriere dich im Tan Tien.

* Mit dem Ausatmen schließt du die Hände zu Fäusten und legst die Fäuste auf den Hüften ab (Bild 42).

Deine Fäuste sind weich und so weit seitlich angelegt, daß eine Öffnung im Brustbereich erfolgt.

0 Nun beginnst du – wie immer – die Bewegung zur linken Seite. Du führst den linken Arm und die linke Faust zur Seite hoch und beginnst, den Kopf nach links zu drehen (Bild 43).

Du hebst die Faust bis auf Schulterhöhe (Handgelenkrücken auf Schulterhöhe) an und fixierst über den Handgelenkrücken hinweg einen Punkt in der Ferne (Bild 44). »Augen funkeln« meint diese

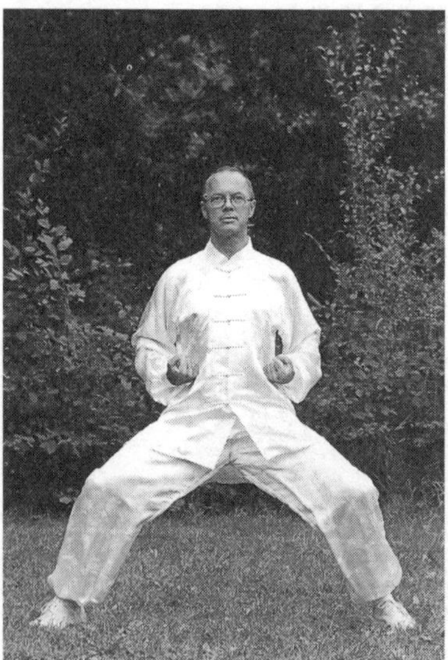

42

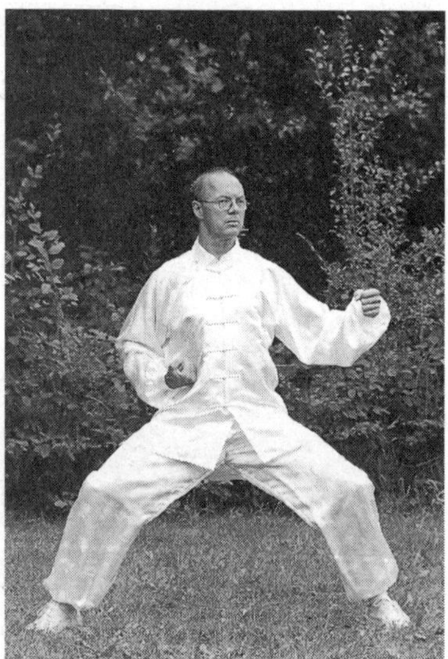

43

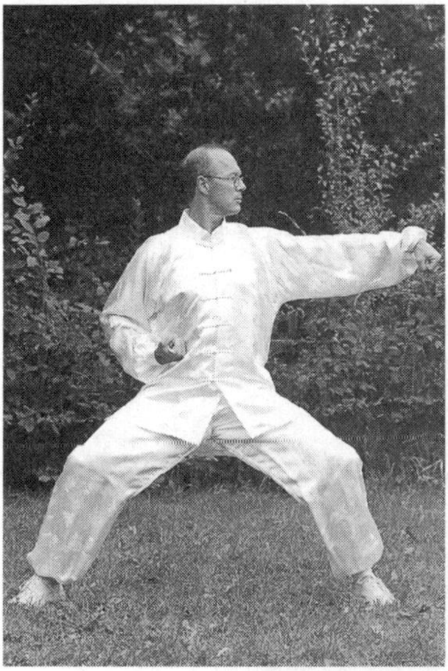

44

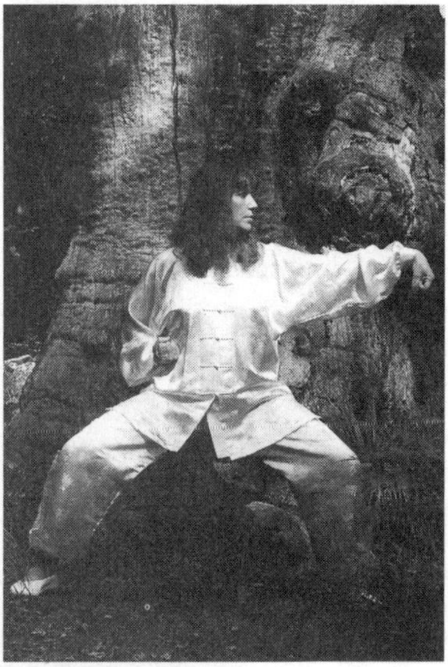

45

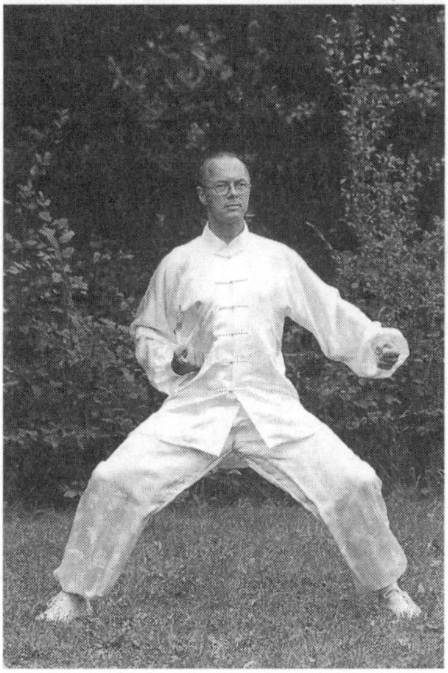

46

Blickfixierung. Hierbei drückst du die Faust etwas nach unten, so daß im Handgelenkrücken eine Spannung entsteht. Achte darauf, daß du die Schultern in dieser Phase unten läßt und nicht anhebst (Bild 45).

* Nun läßt du den Blick wieder los und senkst die linke Faust wieder auf die linke Hüfte ab. Der Kopf treibt zurück in die Ausgangsposition mit dem Blick nach vorn (Bild 46).

***0** Nun beginnt die gleiche Bewegung zur anderen Seite.

Gesundheitswirkung:

Diese Übung bewirkt eine Senkung zu hohen Blutdrucks und verbessert die Blutzirkulation. Sie trainiert die Nacken- und Rückenmuskulatur auf eine sanfte Art. In der Ausgangsstellung mit aufgelegten Fäusten wird durch die Rücknahme von Ellenbogen und Schultern der Brustbereich geöffnet und für den Atem befreit.

8. Brokat-Übung: »Siebenmal den Rücken strecken und hundert Krankheiten vertreiben«

0*0 Du nimmst nun die dritte Ausgangsstellung ein, die »Adler-Stellung« (Bild 47).

Du legst hinter dem Rücken die Hände übereinander, die Daumen sind überkreuzt. Die Handteller zeigen nach unten (Bild 48).

0 Nun streckst du dich in die Höhe. Hierbei gehst du allmählich in den Zehenspitzenstand über. Gleichzeitig drückst du die aufeinanderliegenden Hände wie gegen einen leichten Widerstand nach unten. Auf dem höchsten Punkt deiner Bewegung machst du noch einmal bewußt den Nacken lang und drückst das Kinn ein wenig Richtung Brustbein. Hierdurch erreichst du eine zusätzliche Streckung der Wirbelsäule (Bild 49).

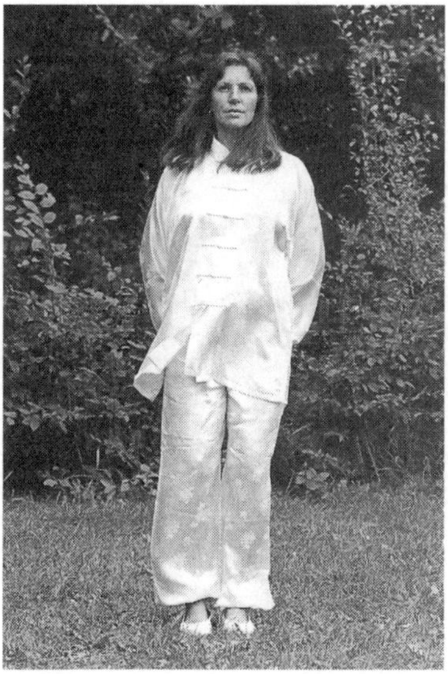

47

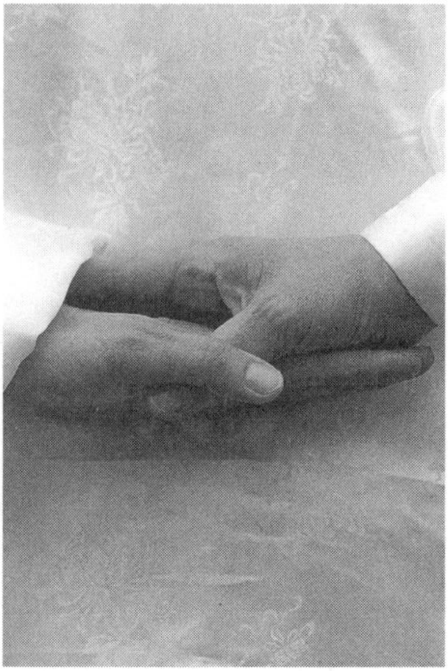

48

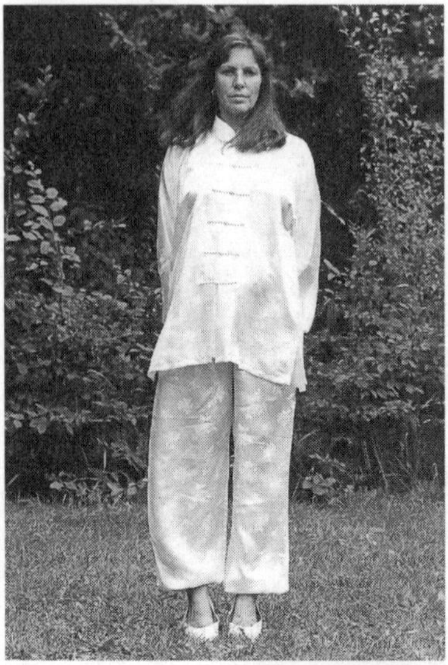

49

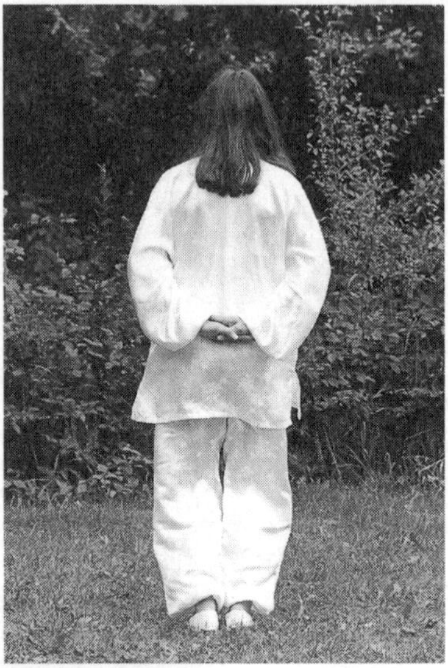

50

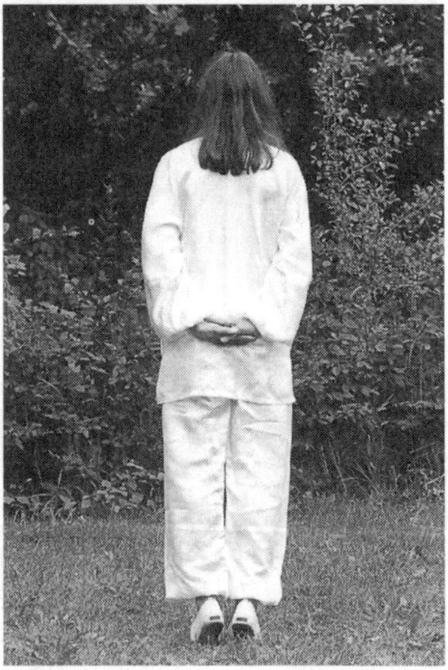

51

* Mit dem Ausatmen sinkst du wieder in die Ausgangsstellung zurück. Hierbei winkelst du die Arme wieder leicht an (Bild 50). Du führst diese Übung siebenmal aus (Bild 51).

Gesundheitswirkung:

Die letzte Brokat-Übung arbeitet abschließend noch einmal den gesamten Körper in der Vertikalachse streckend und dehnend durch. Hierdurch werden Verspannungen gelöst, und die Blutzirkulation wird angeregt. Die Fußmuskulatur wird durch den Zehenspitzenstand gestärkt, das Balancegefühl wird geschult.

Der Tageslauf der Krähe

Auf Bergeshöhen
da habe ich gesehen
die Vögel dem Winde sich von Herzen
vollendet überlassen.

In all dem Regen
die Krähe sich leicht schüttelnd
zum Himmel auffährt.

Von allem, was fliegt
nichts weiter als die Wolken
dort auf dem Felsen.

Hoch oben am Himmel
Krähen mit meines Herzens Sonne verschmelzen.

Der »Tageslauf der Krähe« ist eine Chi-Kung-Folge, die ebenfalls sehr viel Ähnlichkeit mit dem Tai Chi hat.

Zeitlupenförmige Bewegung, rhythmischer Wechsel von Anspannung und Entspannung, Aufrichtung der Wirbelsäule, langsame Gewichtsverlagerung und Zentrierung auf die Mitte sind Tai-Chi-Merkmale, die auch eine große Rolle in den Bewegungsbildern des »Tageslaufs der Krähe« spielen.

Daher ist dieses Bewegungssystem sehr gut geeignet, in das Tai Chi einzuführen. Die Bewegungsbilder sind zum Teil etwas komplizierter als bei den »Acht Brokat-Übungen«, sie sind aber dennoch erheblich einfacher als in den klassischen Formen des Tai Chi Chuan. So stellen sie eine Brücke zum komplizierteren Tai Chi dar. Während der einzelnen Bewegungsbilder läßt du den Atem frei. Atme hierbei niemals gegen deine Bewegung, versuche Atem und

Bewegung in Harmonie zu bringen. Du wirst nach einiger Zeit merken, daß du bei bestimmten Bewegungsphasen gern einatmest und daß sich das Ausatmen bei anderen Bewegungsphasen besonders anbietet und hier immer wiederkehrt.

Diese Bewegungsfolge empfindet die verschiedenen Stationen und Zeiten im Tageslauf der Krähe von morgens bis abends nach. Jedes Bild ist einer bestimmten Tageszeit gewidmet und enthält auch die Lebenskräfte und Stimmungen dieser Tageszeit. Die gesamte Form besteht aus acht Bewegungsbildern, wobei das erste und das letzte Bild identisch sind. Aus unserer Sicht ist der »Tageslauf der Krähe« eine der schönsten Bewegungsfolgen aus dem Bereich von Chi Kung und Tai Chi.

Bewegungsbeschreibung:

1. Sequenz: »Die Krähe sitzt in ihrem Baum und schläft«

Der Boden, auf dem du hockst, ist der Ast, auf dem die Krähe schlafend sitzt. Du ruhst mit dem Oberkörper auf deinen Oberschenkeln in einer tiefen Hockstellung (Bild 52). Inmitten dieser geschützten Stellung pulsiert ruhig und gleichmäßig dein Atem im Bauch. Atme in deinen Bauch hinein. Du bist in den Hüften und Knien weit geöffnet, und mit jedem Atemzug kannst du die Öffnung weiter zulassen. Du sinkst immer entspannter und tiefer in dieser Stellung ein und weißt dich wohlgeborgen. Auch unsere Krähe hat sich kein Nest aus Moos und kleinen Zweigen gebaut, sondern ist ebenfalls auf ihren eigenen Körper angewiesen, in den sie einschlafend hineingesunken ist.

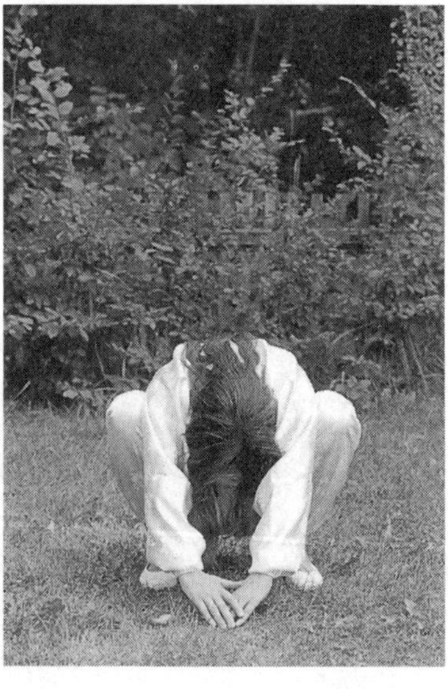

52

2. Sequenz: »Die Krähe sträubt ihr Gefieder«

Allmählich erwacht die Krähe mit den ersten Sonnenstrahlen des Morgens aus ihrer tiefen Versenkung. Du bewegst dich langsam schwankend hin und her und beginnst dabei allmählich die Beine zu strecken. Es ist der Übergang zwischen Schlaf und beginnendem Wachzustand. Deine Beine strecken sich mehr und mehr, und dein herabhängender Oberkörper beginnt vor- und zurückzupendeln. Du spürst die Dehnung deiner hinteren Oberschenkel- und Unterschenkelseite. Dein Oberkörper schwingt in einem langsamen Rhythmus von einer Seite zur anderen. Allmählich kommt auch etwas mehr Spannung in deinen Oberkörper, und eine Bewegung des Aufrichtens deutet sich zum Ende der Pendelschwünge des Oberkörpers an (Bild 53). Die Bewegung des Sich-Sträubens und Reckens beginnt sich bereits anzudeuten. Die Bewegung wird zunehmend aktiver und erreicht nach einiger Zeit jenen Bewegungs-

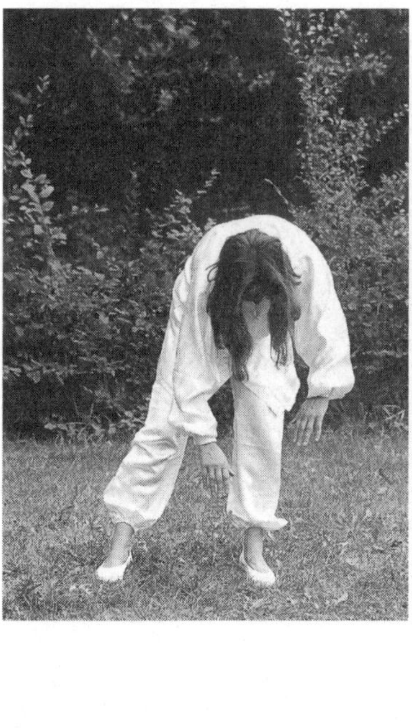
53

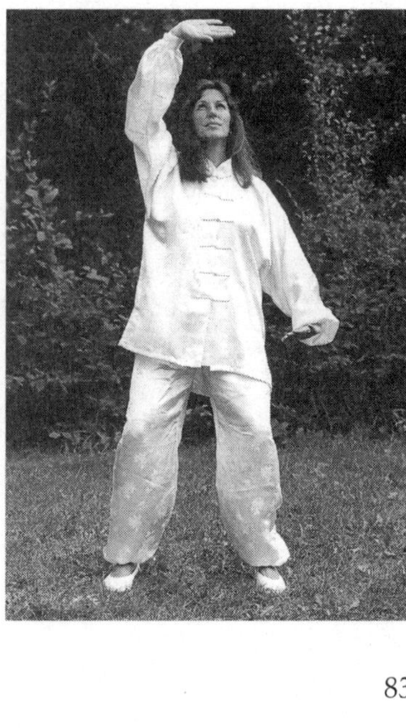
54

55 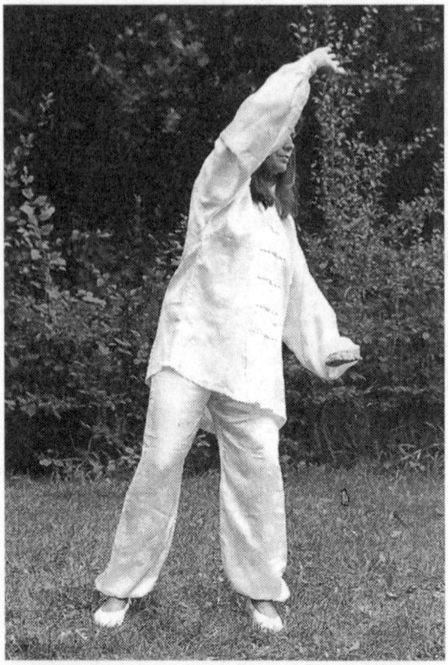

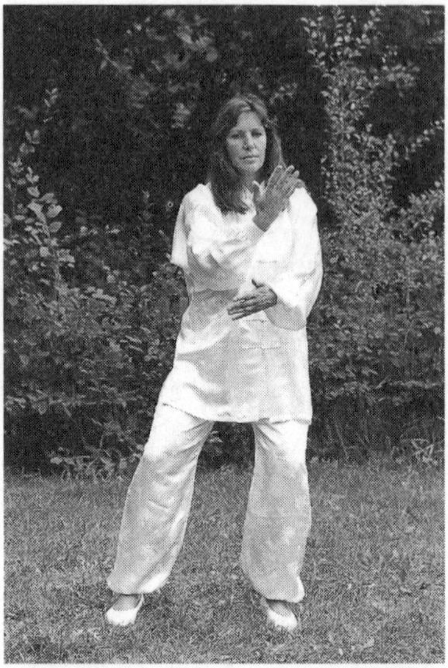 56

57 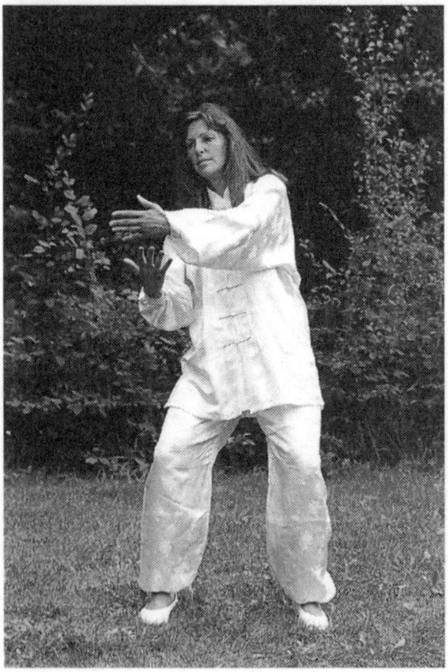

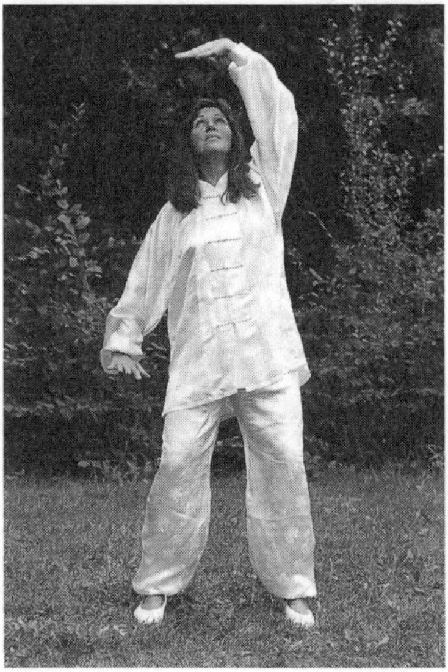 58

umfang und jene Bewegungsaktivität, wie wir sie auch am frühen Morgen kennen, wenn wir uns in alle Richtungen recken und dehnen. Es ist ein genießerisches Dehnen, wie wir es so wunderbar bei den Katzen beobachten können.

Das Dehnen und Recken mündet jeweils in eine Art Endposition ein. In dieser hier durchlaufenen Extremposition wird der obere Arm jeweils leicht gebeugt nach oben gedrückt. Hierbei zeigt die Handinnenfläche nach oben. Mit der anderen Hand drückst du seitlich neben deinem Oberschenkel nach unten (Bild 54). Du entwickelst mit beiden Händen einen sanften Druck nach oben und nach unten, der eine Dehnungswirkung für deinen Rumpf hat. Du schaust auf den Handrücken der über dir befindlichen Hand. Nun löst du diese Spannung auf, indem du den Oberkörper etwas zur Seite neigst, ein wenig in dich zusammensinkst (Bild 55). Hierbei durchlaufen die Hände eine Situation der Überkreuzung, wobei die obere Hand innen in der Überkreuzung nach unten und die untere Hand außen nach oben geführt wird (Bild 56 und 57). In der zweiten Phase des Handwechsels richtest du dich wieder auf und nimmst die Zielposition ein, in der du dehnend die andere Hand diesmal mit dem Handteller nach oben drückst und die untere Hand mit dem Handteller seitlich deines Unterschenkels nach unten drückst. Auf diese Weise wechselst du, so oft dir dies guttut, die Dehnungsposition (Bild 58). Du sinkst etwas in dich zusammen und richtest dich immer wieder dehnend auf. Diese Bewegung wird im Vergleich zu den späteren Bewegungsbildern recht kraftvoll und dynamisch ausgeführt, verbleibt aber immer noch im Zeitlupenbereich.

3. Sequenz: »Die Krähe fliegt in den Morgen«

Du stehst in der schulterbreiten Tai-Chi-Grundhaltung und zentrierst dich. Du atmest hinunter zum Tan Tien. Die Krähe besinnt sich erst eine Weile, bevor sie die Flügel schlägt und von ihrem Ast abhebt. Du bleibst einige Zeit in dieser Stellung. Erst wenn du merkst, daß du ganz bei dir und auf deine Mitte im Unterbauch zentriert bist, beginnt dein Flug in den Morgen. Wie anders sollte es auch gelingen? Unzentriert würdest du dich ganz deinem Umfeld, deiner Umgebung ausliefern, in Gefahr geraten, dich zu entäußern. Den Morgen mit Dehnungsübungen und ruhiger Besinnung zu gestalten, ist sicherlich ein guter Einstieg in den Tag. So beginnt der Flug der Krähe in den nebelverhangenen Morgen aus der inneren Zentrierung heraus, mit ausgeruhter Kraft und auch nach außen hin hellwach.

Deine Hände treiben zur Mitte vor deinen Tan Tien, so daß sich die Fingerspitzen anschauen können, aber ohne sich zu berühren (Bild 59). Dann treiben die Arme zur Seite hoch, die Hände in die Handgelenken locker und mit den Handtellern nach unten zeigend (Bild 60). Die Arme treiben weiter hoch, bis sich über deinem Kopf die Handgelenkrücken fast berühren. Du kannst die sich annähernde Wärme beider Handgelenke spüren (Bild 61). Während der Aufwärtsbewegung der Arme und Hände streckst du dich in den Beinen und gehst zum Abschluß der Aufwärtsbewegung in den Zehenspitzenstand.

Die Hände und Arme leiten nun die Gegenbewegung ein. Die Handinnenflächen drücken mit sanftem Druck nach außen, als wenn sie wie Flügel den Luftwiderstand überwinden müßten (Bild 62). Die Arme und Hände treiben seitlich hinunter, schweben wieder zur Körpermitte hin. Die Fingerspitzen schauen einander an.

Die Bewegung beginnt mit einem weiteren Flügelschlag von neuem. Dies ist eine raumgreifende und kräftige Bewegung, die Koordinationsfähigkeit verlangt und die Fähigkeit zum Gleichge-

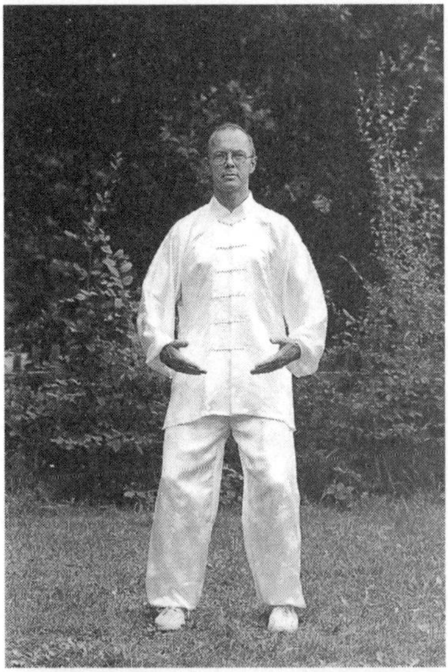

59

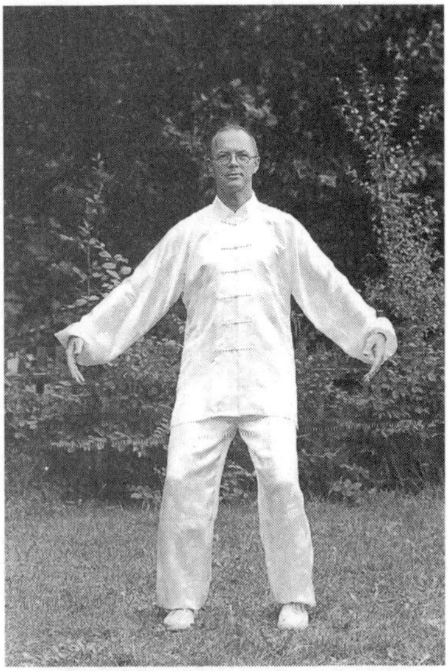

60

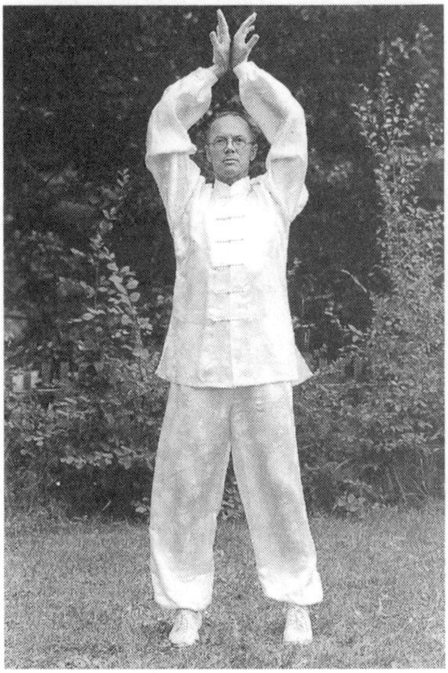

61

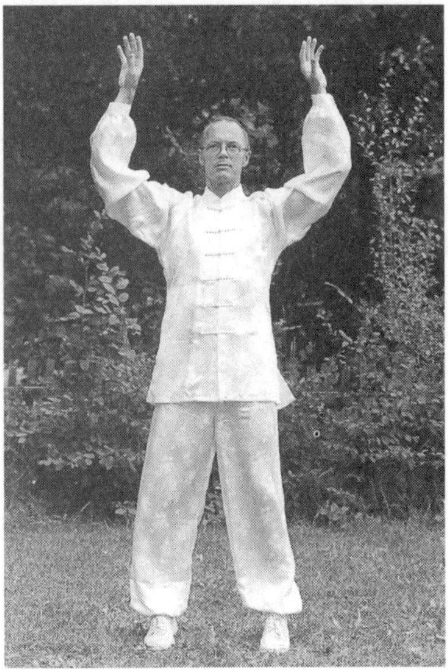

62

wicht, zur Balance verbessern hilft. Auch wenn diese Bewegung eine deutliche Dynamik in sich hat, wird sie dennoch in Zeitlupe und mit einem subtilen Spannungswechsel in den Händen ausgeführt.

4. Sequenz: »Die Krähe fliegt in die Mittagssonne«

Der Morgen neigt sich dem Ende zu. Der Vormittag geht vorüber. Die Sonne nähert sich allmählich ihrem höchsten Stand. Der von der Erde aus hochblickende Mensch kann unsere Krähe kaum noch erkennen. Sie fliegt der Sonne entgegen, und es scheint, als ob sie mitten in die Sonne hineinfliegt. Geblendet von dieser Helligkeit, wendet der einsame Spaziergänger seinen Blick ab und setzt seinen Weg fort. Die Krähe aber fliegt weiter, mitten in die Sonne hinein. Krähe und Sonne nähern sich immer mehr einander an. Die Getrenntheit löst sich auf, beides verschmilzt ineinander. Die Krähe ist verschwunden. War sie jemals da? War alles nur eine Illusion? Was ist Wirklichkeit? Gibt es sie wirklich, oder spielt sie sich nur in unseren Gedanken und Gefühlen ab?

Du stehst in einer weiten Schrittstellung. Tai-Chi-Erfahrene kennen sie als »Bogen-Stellung«. Dein Gesicht ist der Sonne oder dem Tageslicht zugewandt. Du versuchst zunächst in dieser Haltung deine Wirbelsäule aufzurichten und deine Mitte zu finden. Du verlagerst dein Gewicht nach hinten, und deine Hände steigen hoch zu deinem Bauchbereich. Zunächst finden vor deinem Tan Tien die Fingerspitzen der kleinen Finger zusammen (Bild 64). Du legst dann aber während der Vorwärtsverlagerung deines Gewichts die Hände mehr und mehr seitlich aneinander an und drückst sie mit zunehmender Handspannung nach vorn und nach oben Richtung Sonne. Die Handflächen zeigen hierbei nach schräg oben. Es ist eine mit wachsender Anspannung in den Händen vorgetragene Bewegung mit deutlicher Yang-Qualität (Bild 65). Haben deine an Tonus gewinnenden Hände den Punkt und die Höhe erreicht (Bild 66), von dem aus sie mitten ins Licht zeigen, so läßt du allmählich die Spannung wieder aus ihnen heraus. Die Hände werden weich, dein Oberkörper entspannt sich. Du beginnst dein Gewicht zurückzuverlagern (Bild 67). Die Hände treiben seitwärts auseinander und winkeln sich locker herunterhängend nach unten ab. Die Handinnenflächen zei-

63

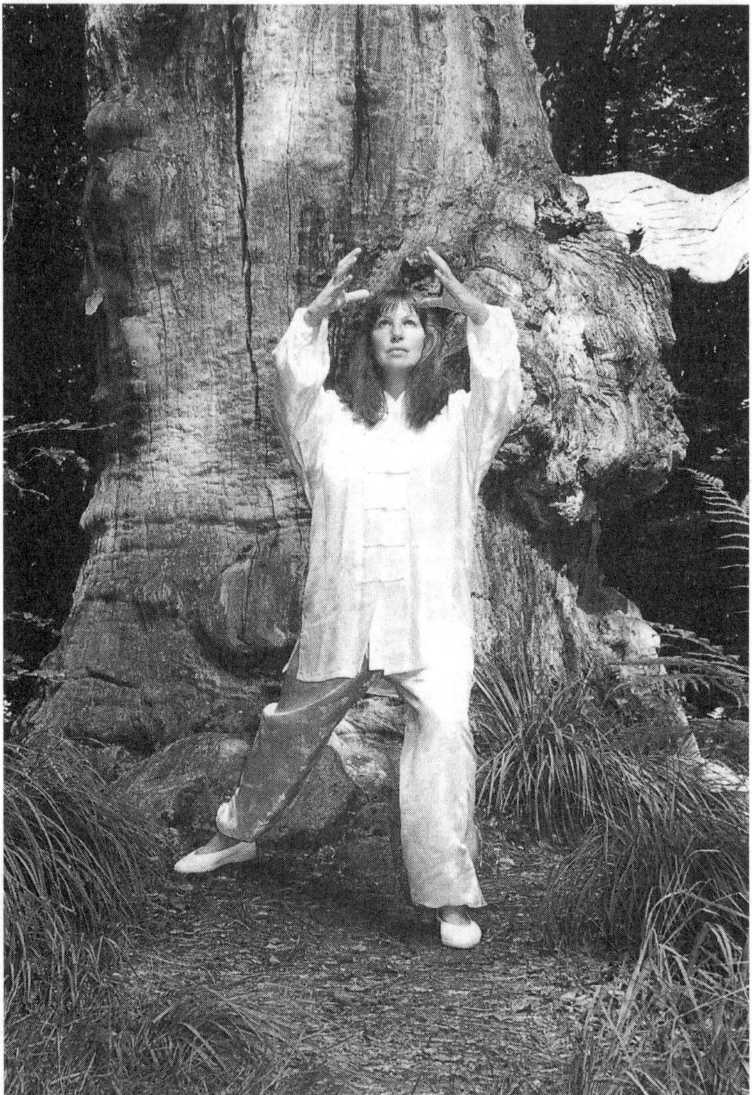

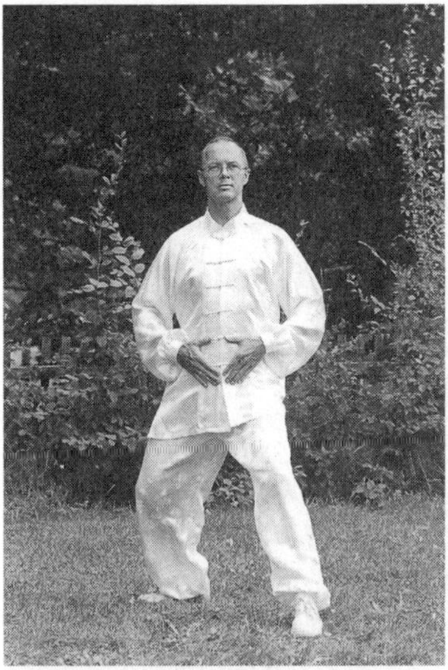
64

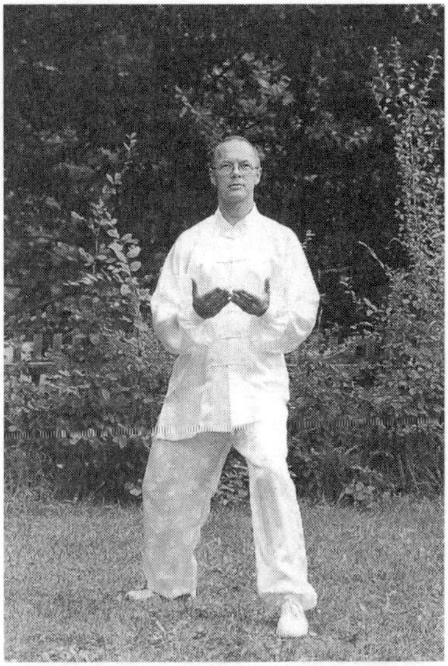
65

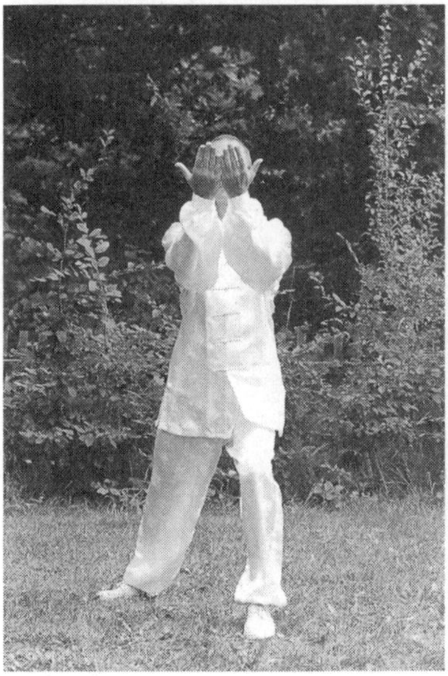
66

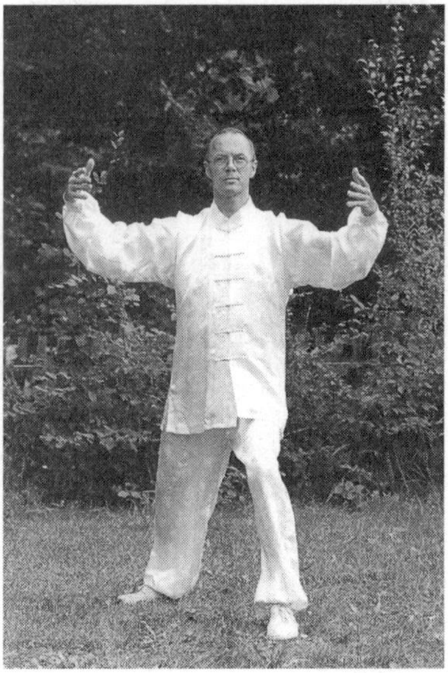
67

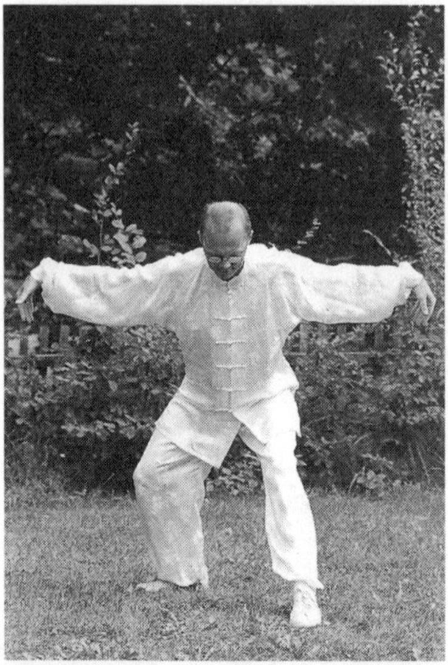

68

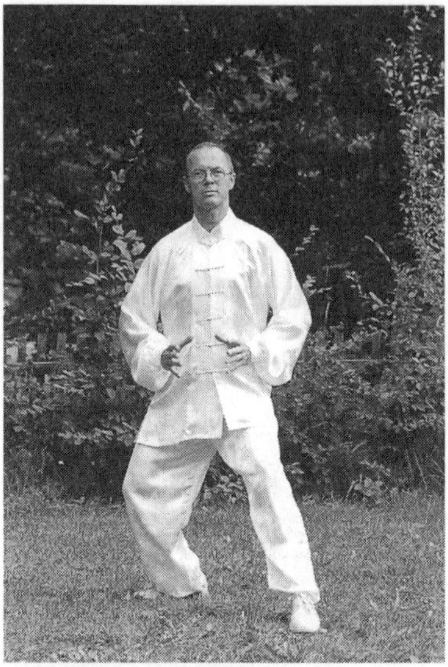

69

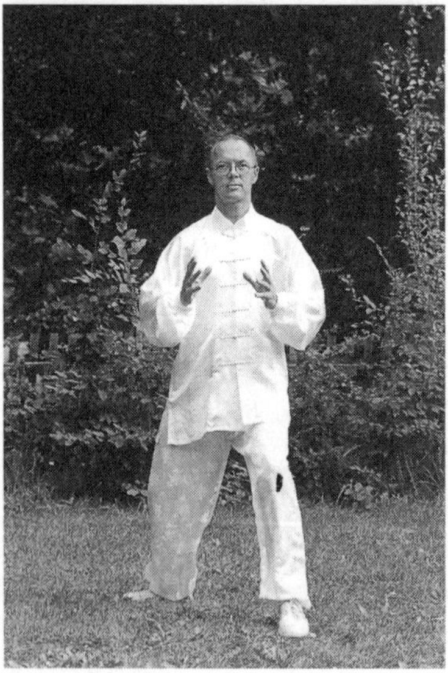

70

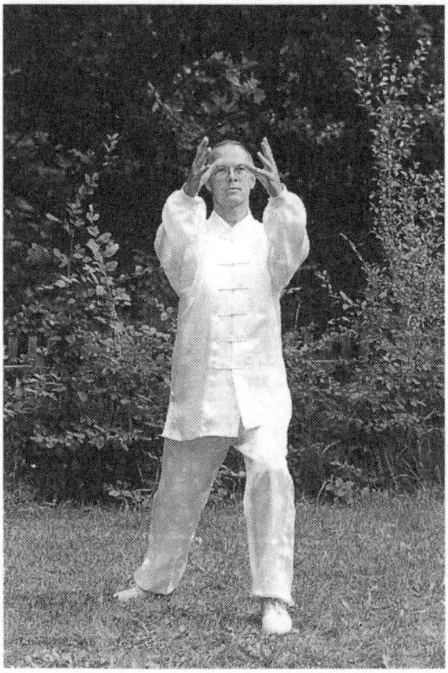

71

gen zu dir. Du verneigst dich gleichzeitig in einer stolzen Verbeugung vor der Sonne, die uns Energie- und Lebensspenderin ist, unser Leben auf diesem Planeten erst ermöglicht (Bild 68). Der Flug in die Sonne ist eine Bewegung voller Achtung vor dieser Naturkraft und voller Freude über ihr gelungenes Werk.

Während du dich aus der Hüftbeugung mit geradem Rücken verneigst (so ähnlich wie ein Hofknicks), hast du nun dein Gewicht vollends nach hinten verlagert. Du führst in dieser Situation anschließend deine Hände zum Bauchraum zurück (Bild 69) und bildest eine Korbhaltung der Hände, als wenn du dort einen Ball fangen würdest. Du richtest dich hierbei wieder auf. Nun bringst du die korbförmig gehaltenen Hände wieder mit der Vorwärtsbewegung nach vorn und oben in Richtung auf die Sonne (Bild 70). Du führst die Hände so lange hoch, bis du die Sonne in deinem Korb, gebildet aus deinen Händen, sehen kannst (Bild 71, bzw. Bild 63). Nun leitest du die Gegenbewegung ein. Du verlagerst dein Gewicht zurück und holst die Energie der Sonne in deinem Korb zurück zum Tan Tien. In der Endphase dieser Rückholbewegung verneigst du dich wieder mit geradem Rücken aus der Hüftbeugung heraus.

Nun ist die gesamte Bewegungssequenz beendet und kann – ohne Bewegungspause – von neuem beginnen.

Die 4. Sequenz ist schon etwas gemäßigter, doch noch voller Kraft. Die Krähe erfreut sich an den Sonnenstrahlen und fliegt mit dieser inneren Freude in den Tag hinein.

Ja, und die Atmung? Höre einfach auf deinen Körper und laß den Atem kommen, wie er es gern möchte. Er wird sich seinen Rhythmus schon passend zur Bewegungsfolge suchen, wenn du ihn freigibst. Sei nur wach für die Impulse deines Atems.

5. Sequenz: »Die Krähe fliegt in die Ferne«

Die Krähe hat nun einen großen Teil des Tages bereits hinter sich gebracht. Dennoch fliegt sie noch voller Energie in die Weite des Raums. Unser Spaziergänger kann beobachten, wie sie immer kleiner wird, irgendwann einmal nur noch ein winziger schwarzer Punkt ist und sich dann endgültig der Sehkraft des Auges entzieht.

Die entsprechende Tai-Chi-Bewegung ist nur schwer zu beschreiben. Sie besteht aus Schwankbewegungen und Seitwärtsschritten verbunden mit dem Schlagen der Flügel.

Nachdem du eine Weile in der Tai-Chi-Grundhaltung gestanden hast, führst du die Hände zur Körpermitte (Bild 72). Nun verlagerst du das Gewicht auf das rechte Bein (Bild 73). Die Hände werden bogenförmig in die Handgelenksüberkreuzung geführt (Bild 73).

Hierbei streicht die linke Hand von oben in unmittelbarer Nähe

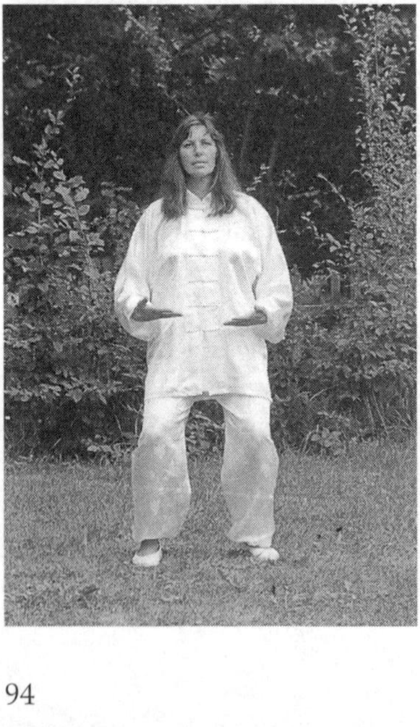

72

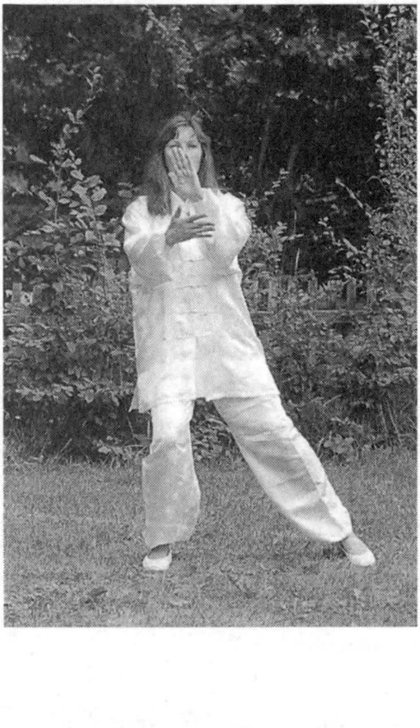

73

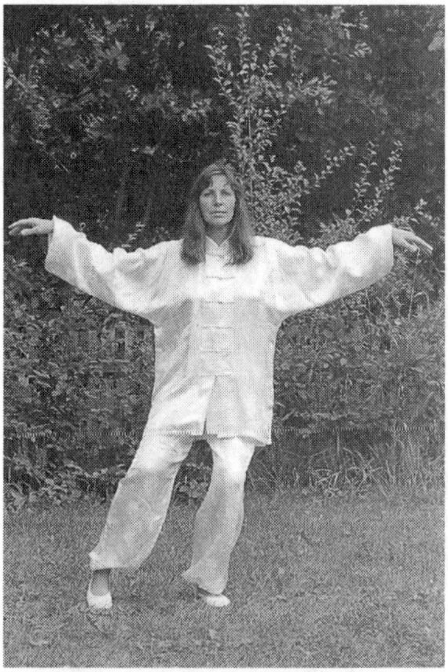
74

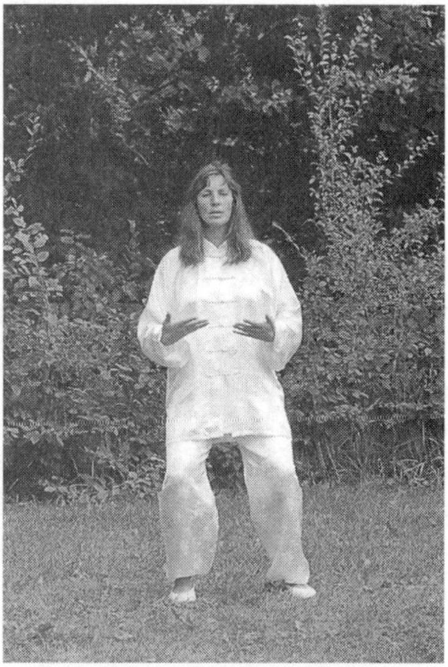
75

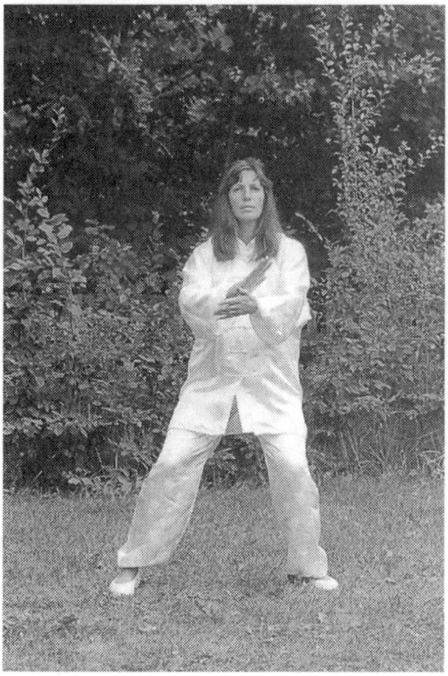
76

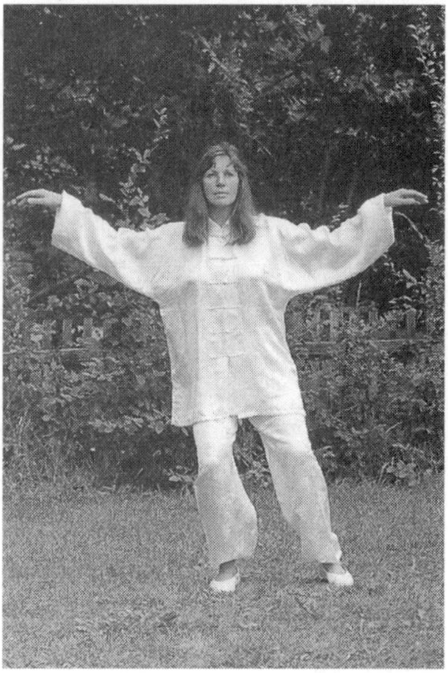
77

über das rechte Handgelenk. Nach der Überkreuzung gehen die Hände auseinander zur Seite bis ungefähr auf Schulterhöhe. Die Hände hängen weich vom Handgelenk herab, mit den Fingerspitzen nach unten gerichtet (Bild 74). In dieser Zeit setzt du den linken Fuß in der doppelten Schulterbreite nach links ab. Während du nun anschließend das Körpergewicht nach links verlagerst, richten sich die Hände auf. Nun treiben die Hände nach unten vor dem Bauchraum zusammen, so daß sich die Fingerspitzen ansehen können, sich aber nicht berühren (Bild 75). Die Handrücken schauen nach unten. In dieser Zeit holst du den rechten Fuß schulterbreit heran und verlagerst dein Gewicht in die Mitte. Du hast nun einen kompletten Flügelschlag, eine Auf- und Abbewegung deiner Arme und Hände, vollzogen. Nun schwankst du wieder nach links, und die Bewegung beginnt von neuem, nun zur rechten Seite hin (Bild 76 und 77).

Deine Bewegung wird allmählich etwas langsamer und getragener. Es ist ein weiter Flug in die Ferne, und die Krähe will sich nicht verausgaben. Vielleicht spürst du nach einer Vielzahl von Wiederholungen, wie du mit der Krähe eins wirst. Du bist der Vogel, der weit am Horizont seine Bahnen zieht.

6. Sequenz: »Die Krähe fliegt in den Nachmittag«

Es ist Nachmittag. Die Sonne neigt sich in ihrer Laufbahn merklich nach unten. Sie hat ihren Zenit schon längst überschritten. Auch unsere Krähe wird in ihren Bewegungen allmählich matter und langsamer. Sie genießt noch einmal den Tag, bevor die Dämmerung eintritt. Mit weiten, sanften Flügelschlägen fliegt sie schließlich eine weite Kurve und wendet sich allmählich dem Heimflug zu. Du stehst in der Grundhaltung des Tai Chi Chuan und versuchst, zu deiner Mitte zu finden. Du nimmst dir so viel Zeit, wie du wirklich brauchst. Gönne dir diese Zeit und breche den Zentrierungsvorgang nicht vorzeitig ab. Wenn du spürst, daß du ganz bei dir bist, öffne dich mehr und mehr nach außen, ohne die Zentrierung aufzugeben. Deine Aufmerksamkeit ist auch weiterhin bei diesem in dir gelegenen Zentrum im Unterbauch, im Tan Tien. Du verbindest diese Zentrierung mit der wachsenden Wahrnehmung all dessen, was auch außerhalb von dir stattzufinden scheint. Du hörst Geräusche, spürst vielleicht den Luftzug und siehst Licht und Schatten, Farben. Dies ist ein hellwacher Zustand nach innen und außen – Meditation.

Aus dieser meditativen Grundstimmung heraus läßt du die Hände bis auf Augenhöhe hochtreiben.

Du legst die Daumen und Zeigefinger aneinander, so daß sie ein Dreieck bilden, durch das du die untergehende Sonne sehen kannst. Diese Handhaltung wird das »Tigermaul« der Hände genannt (Bild 78).

Nun verlagerst du dein Gewicht ein wenig auf die linke Seite und drehst dich in der Hüfte nach links. Die Knie zeigen weiterhin nach vorn und werden nicht verdreht (Bild 79). Wie gesagt: Die Wendung des Körpers nach links wird aus den Hüftgelenken heraus ausgeführt. Gleichzeitig wandern deine Hände im Bogen nach links, lösen das »Tigermaul« auf und treiben nach unten (Bild 80). Wenn sie rechts und links von dir an den Oberschenkeln nach hinten vorbeitreiben, verlagerst du dein Gewicht auf das rechte Bein (Bild 81 und 82). Achte hierbei unbedingt darauf, daß deine Schwerkraft durch die Mitte deiner Kniegelenke geht. Erspüre sensibel die Grenzen deiner Schwankbewegung und laß dich nicht dazu verleiten, diese Grenzen zu überschreiten. Bei dieser ungewohnten Bewegungsweise ist die kniegerechte Bewegung sehr wichtig.

Nun setzt die Gegenbewegung ein. Die Hände treiben wieder nach oben, und du verlagerst dein Gewicht wieder auf das linke Bein (Bild 83). Nach dieser Schwankbewegung treiben die Hände weiter nach oben, im Bogen bis auf Augenhöhe, und formen das »Tigermaul« heraus (Bild 84, 85, 86). Du hast dich hierbei wieder nach vorn gedreht, das Gewicht ruht in der Mitte. Nun beginnt die Bewegung zur anderen Seite analog.

Die Arm-Hand-Bewegung symbolisiert wieder den Flügelschlag der Krähe. Sie fliegt in den Nachmittag und weiß, daß sie bereits einen langen Flug hinter sich hat. Ihr Flügelschlag ist ruhig und be-

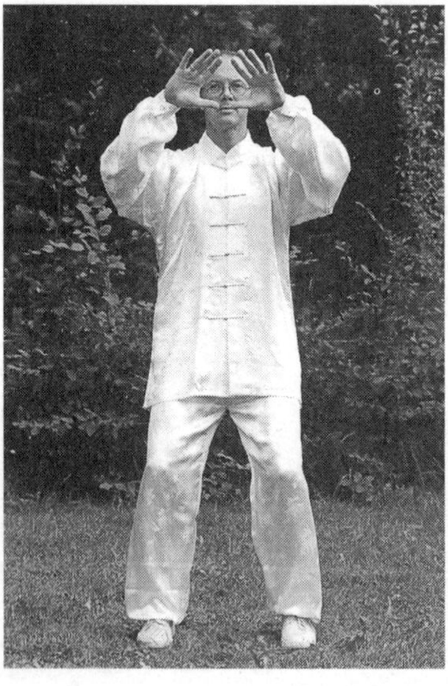
78

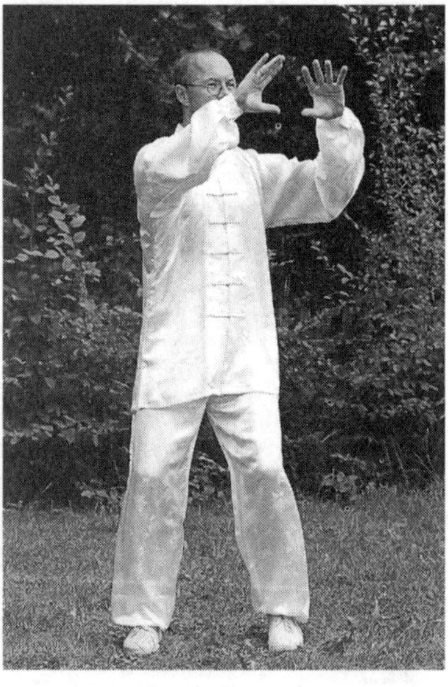
79

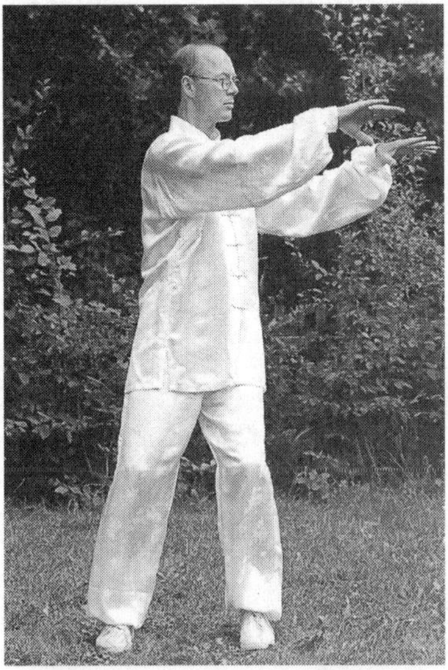
80

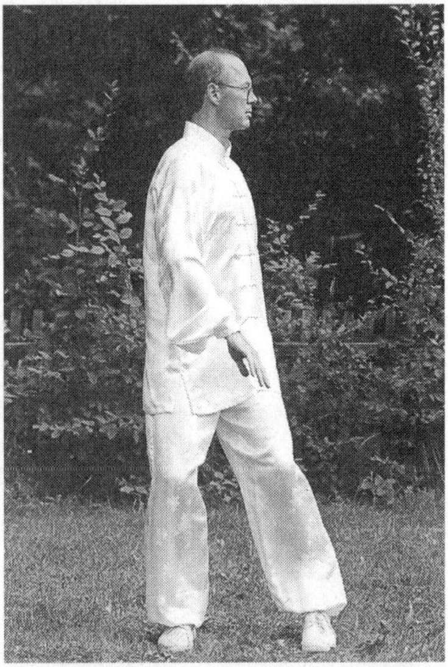
81

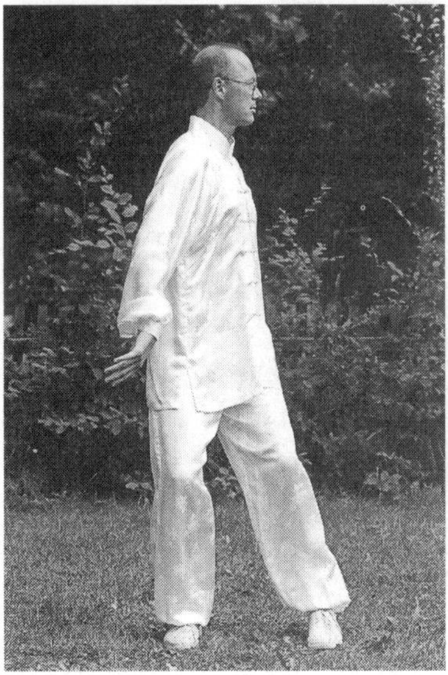
82

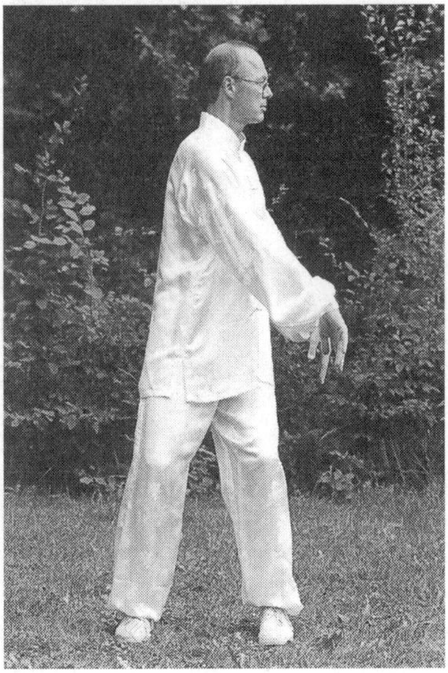
83

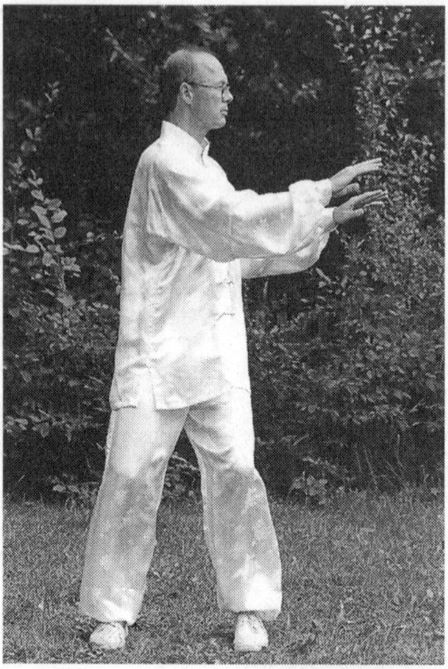

84

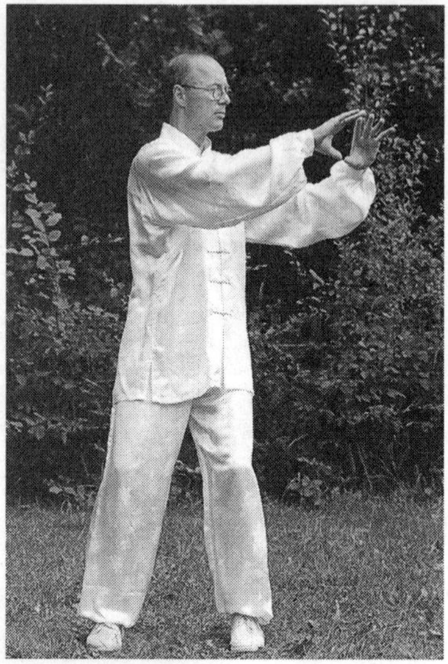

85

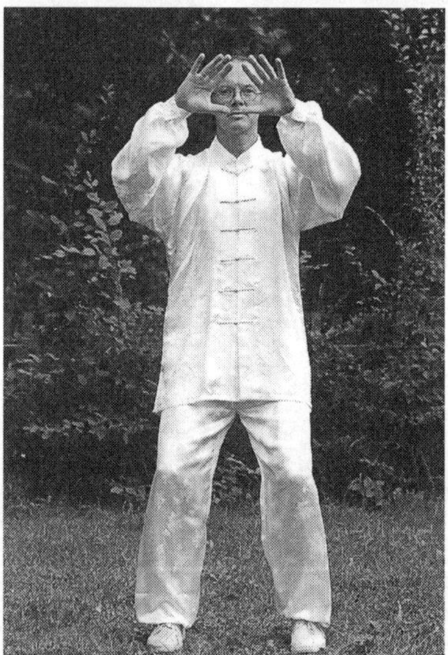

86

dächtig. Du bewegst dich langsamer als beim letzten Bild, das ja auch schon getragener als die vorhergehenden Sequenzen war. Das Bild »Die Krähe fliegt in den Nachmittag« hat eine sehr beruhigende Wirkung, du wirst wahrscheinlich merken, daß du innerlich losläßt und sich das Gefühl von Ruhe und Entspannung mehr und mehr ausbreitet. Genieße diesen Zustand (und behalte ihn in Erinnerung).

7. Sequenz: »Die Krähe fliegt in den Abend«

Allmählich setzt die Abenddämmerung ein. Die Krähe möchte, müde von ihrem Flug, endlich zu ihrem Baum zurückkehren. Ihre Bewegungen werden zunehmend matter und kleiner. Du beginnst dich aus der Tai-Chi-Grundhaltung heraus wieder nach links zur Seite zu drehen, aus der Hüfte heraus, ohne auch hier die Parallelstellung der Füße zu verändern. Diesmal verlagerst du dein Gewicht nicht mehr – im Gegensatz zur 6. Sequenz –, sondern wendest nur Becken und Oberkörper ein wenig zur Seite.

Gleichzeitig treiben deine Arme und Hände sehr langsam bis auf horizontale Höhe hoch, mit den Handtellern nach oben gewendet (Bild 87 und 88). Der Impuls zur Anhebung der Hände kommt aus dem Beckenbereich. Beckendrehung und Anhebung der Hände verlaufen synchron. Du leitest die Gegenbewegung mit der Beckendrehung nach vorn ein. Die Arme lösen die geringfügige Span-

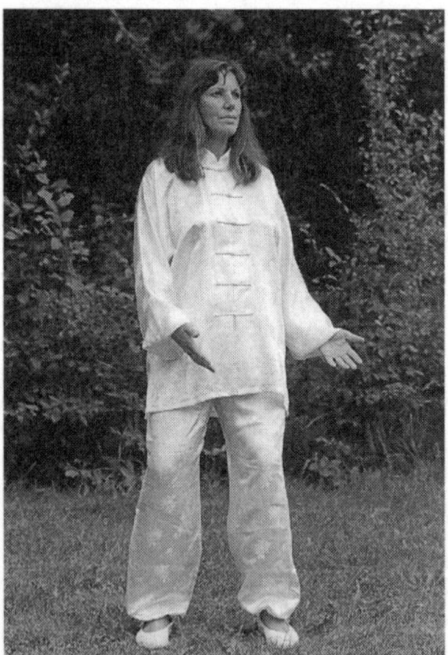

87

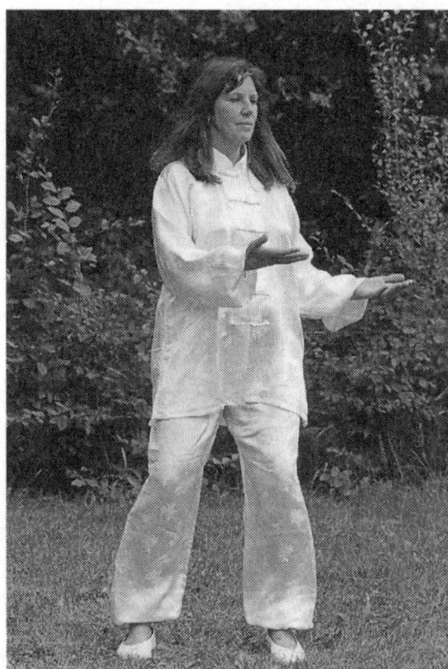

88

nung, die sich bei der Aufwärtsbewegung entwickelt hatte, und sie treiben gelassen lang vor deinem Körper entlang. Die Hände hängen entspannt herunter. Nun treibst du mit der Beckendrehung nach rechts, und die Arme und Hände heben sich nach rechts an. Diese pendelnde Bewegung wird mehrere Male zu beiden Seiten ausgeführt. Im Verlauf dieser Zeit werden die Flügelschläge immer langsamer und weniger raumgreifend. Sie erreichen schon bald die Horizontale nicht mehr, und die Arme und Hände werden immer niedriger angehoben. Auch die Beckendrehung verlangsamt sich und wird weniger, bis die gesamte Bewegung zum Stillstand kommt.

8. Sequenz: »Die Krähe kehrt zu ihrem Baum zurück und läßt sich nieder«

Mit der letzten Energie, die die Krähe noch für ihren Flug hat, landet sie auf ihrem Ast, auf dem sie gerne übernachten möchte. Du sinkst wieder in dich in die tiefe Hockstellung des ersten Bewegungsbildes zusammen, läßt den Oberkörper und den Kopf immer tiefer sinken (Bild 89, 90, 91).

Die Krähe nimmt ihre Schlafstellung ein. Letzte kleine Bewegungen des Sich-Einrichtens zeigen den Übergang zum Einschlafen an. Die Krähe schläft ein.

Schließe die Augen und fühle in dich hinein. Kannst du die tiefe Ruhe empfinden? Spürst du die wohlige Schwere deines Körpers nach einem solchen Tageslauf, nach einem solch langen Flug? Bleibe so lange in dieser Stellung, wie es dir angenehm ist. Dann löse dich behutsam aus der Haltung, dehne und recke dich.

Ein neuer Tag beginnt.

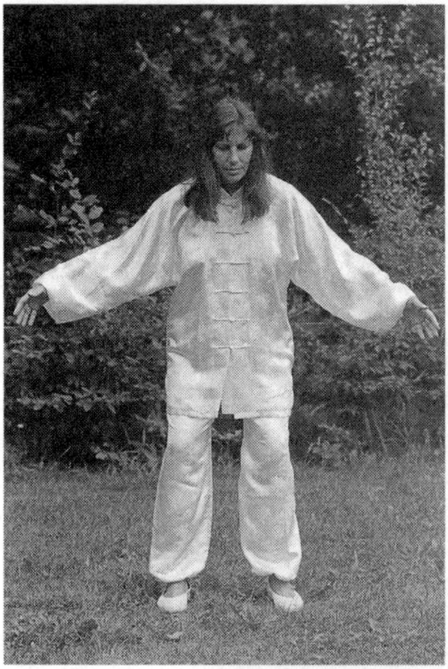

89

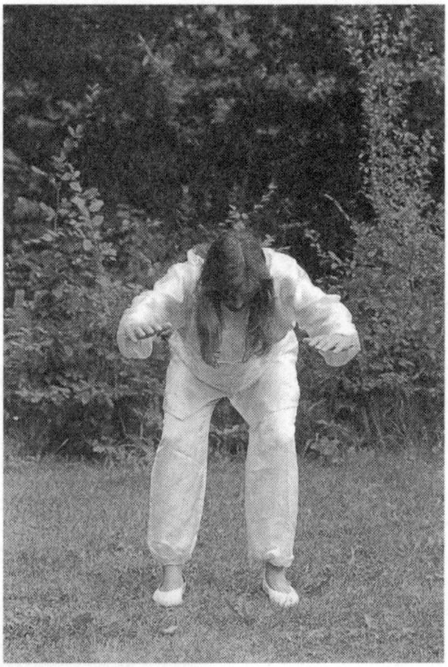

90

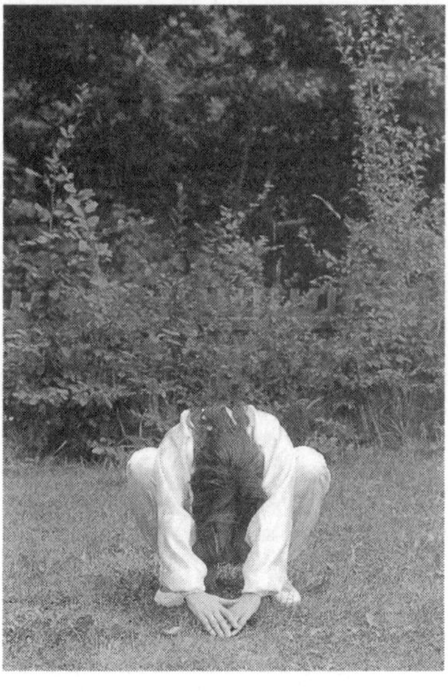

91

Die »Fünf Räder«

»Das Zusammenspiel der fünf Elemente bewirkt Harmonie, und alles kommt in die rechte Ordnung. Am Ende eines Jahres hat die Sonne ihren Lauf vollendet, und alles fängt von neuem an mit der ersten Jahreszeit, dem Frühling – wie ein Ring, der weder Anfang noch Ende hat.« *Ilza Veith*

»Um den menschlichen Körper in Harmonie zu bringen, nimmt man als Maßstab die Gesetze der vier Jahreszeiten und der fünf Elemente.« Der *»Gelbe Kaiser«*

Die Tai-Chi-Bewegungsfolge »Fünf Räder« ist in ihren Motiven und Bewegungsideen an die chinesische Theorie der »Fünf Elemente« gebunden. Daher sollen zunächst einige Ausführungen zu diesem Thema gemacht werden.

Für die Chinesen war – wie für jeden Menschen, der sich von der Erde ernährt, die innere Verbindung zur Natur und ihrem ständigen Wandel in den Jahreszeiten selbstverständlich. Die Eigenart und das Wesen der Natur wurden im Charakter der Elemente deutlich. Sie erkannten den Wandel der Natur um sich herum und versuchten, im Einklang mit den Jahreszyklen und den Elementen zu leben. Sie spürten intuitiv, daß beides – Jahreszyklus und Elemente – auch in ihnen selbst wirkte. Holz, Feuer, Erde, Metall und Wasser stellen zyklisch wiederkehrende Wandlungsphasen im Jahresablauf dar und sind als Wandlungsqualitäten bis hinein in den menschlichen Körper identifizierbar. Jedem Element ist eine Jahreszeit zugeordnet. Des weiteren sind dieser Qualität ebenfalls Organe im menschlichen Körper mit einer Yin- und einer Yang-Qualität zugedacht. So steht das Wasser für den Winter, die Harnblase (Yang) und die Niere (Yin), das Holz für den Frühling, die Galle (Yang) und die Leber (Yin). Das Feuer symbolisiert den Sommer, hat einen Bezug zum Dünndarm (Yang) und zum Herzen (Yin). Die Erde steht für den

Spätsommer, den Magen (Yang) und die Milz (Yin), das Metall für den Herbst, den Dickdarm (Yang) und die Lunge (Yin).

Nun lassen sich zwischen den »Fünf Elementen« aufbauende und abbauende Beziehungen erkennen. Dieser Zusammenhang läßt sich für das Entstehen von Bewegungsvorstellungen nutzen. So wird sehr einsichtig, daß das Wasser das Holz nährt. Ohne Wasser kann keine Pflanze wachsen. Das Holz wiederum nährt das Feuer. Aus dem im Feuer Verbrannten wird Asche – Erde. Die Erde birgt das Metall. Das Metall wird vom Wasser herausgewaschen, findet sich in Flüssen und Bächen wieder – und der Kreislauf beginnt in dieser Reihenfolge von neuem.

Die Chinesen haben nun eine ausgefeilte Theorie der Ernährung, der Heilung und auch in anderen Bereichen in Verbindung mit den »Fünf Elementen«, den Vorstellungen über Energiefluß (»Chi«) und Yin und Yang entwickelt. Sie haben ihre Weltsicht, ihre medizinischen Kenntnisse und ihr Menschenbild in diese Theorie eingebracht und ein für sie sicheres System entwickelt, um danach zu handeln. Unser Ansatz ist es nun, die mit den »Fünf Elementen« verbundenen Bilder aus der natürlichen Welt sowie ihren Wandlungsaspekt und ihre Interaktion untereinander zur Unterstützung des Tai-Chi-Bewegungslernens zu verwenden. Bewegungsbilder aus der Natur und ihre Qualitäten können sehr wirksam helfen, Bewegungsqualitäten empfindsam nachzuspüren. Zum einen ergibt sich die Reihenfolge der Elemente beispielsweise aus ihren wie oben dargestellten Herleitungsbeziehungen und läßt sich dadurch gut einprägen und auf die Bewegungsabfolge in der Form »Die Fünf Räder« übertragen. Des weiteren hilft natürlich die Vorstellung des Wassers, des Holzes usw. beim Hineinfühlen in das jeweilige Bewegungsbild. Die weiche, fließende Qualität des Wassers kann das Bewegungsgefühl in der 1. Sequenz der 5teiligen Bewegungsfolge »Fünf Räder« unterstützen helfen. Oder das Bild des hochwachsenden Holzes fördert das Bewegungsempfinden in der 2. Sequenz der Tai-Chi-Folge.

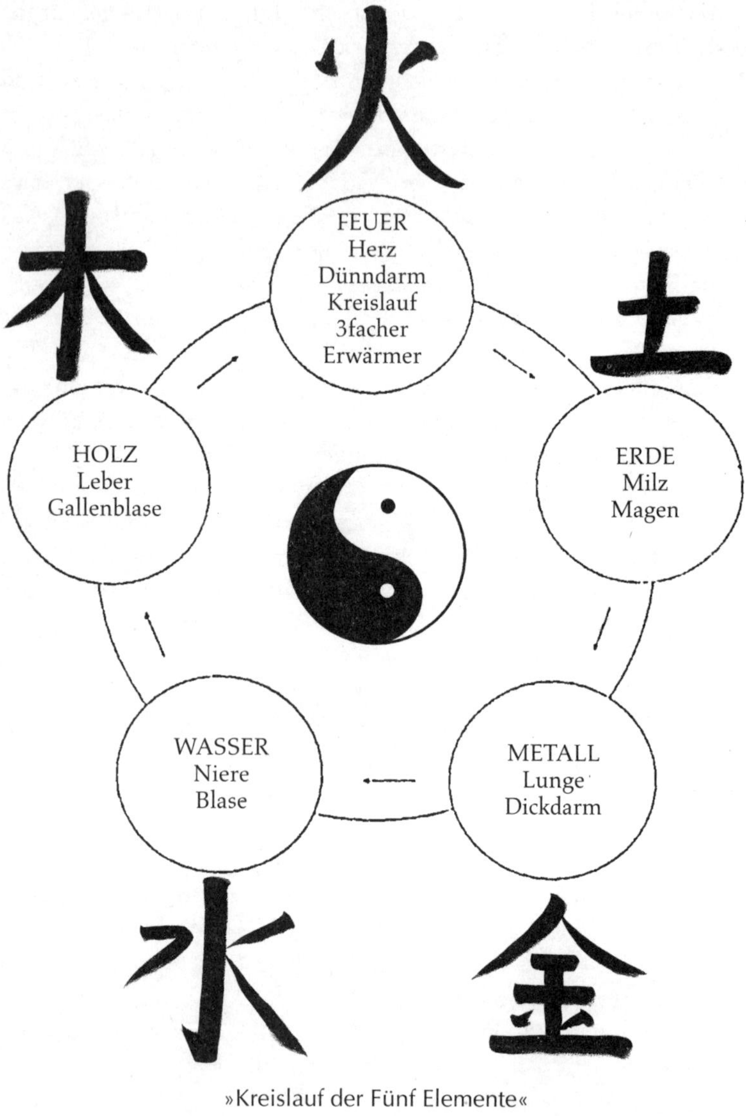

»Kreislauf der Fünf Elemente«

Daher werden wir nun im weiteren ebenso vorgehen: Neben der bildlichen Darstellung geben wir eine Einführung in die Qualität des jeweiligen Elementes mit anschließender Bewegungsbeschreibung. In der methodischen Umsetzung kann man auch vor der Bewegungsvermittlung die Assoziationen zu diesem Element mit wenigen Striche, im Sinne einer Basalschrift, mit Kohlestiften zu Papier bringen lassen. Hiernach kann das im Malen Erkannte mit geschlossenen Augen in der Bewegung improvisiert und nachempfunden werden. Jetzt liegen bereits eine Menge Erfahrungen vor, die nach der Bewegungsdemonstration und der entsprechenden Anleitung in das jeweilige Bewegungsbild eingebracht werden können. Auf diese Weise erhalten wir über die Bewegungsmethodik einen ganzheitlichen Zugang zum Erleben einer Tai-Chi-Bewegungsfolge: Wir hören Gedanken und Verse zu einem Element, wir malen unsere Empfindungen hierzu, wir improvisieren in der Bewegung das Empfundene und bringen diese Bewegungsqualität in die genau erarbeiteten Bewegungslinien des jeweiligen Bewegungsbildes der »Fünf Räder« ein. Die abschließende Ausstellung der gemalten Bilder und der gedankliche Austausch hierüber runden den ganzheitlichen Ansatz dieser Bewegungsmethodik ab.

Zur Bewegungsweise, Körperhaltung und Atemführung der »Fünf Räder«

Die Bewegungen der »Fünf Räder« erfolgen aus der »Bogenstellung« heraus. Bei dieser Schrittstellung steht der hintere Fuß in einem Winkel von 45° mit der Fußspitze schräg nach vorn gerichtet, während der vordere Fuß genau nach vorn zeigt. Beide Füße stehen nicht hintereinander – also auf Linie –, sondern zwei bis drei Fußbreiten seitlich versetzt. Der Oberkörper bleibt aufgerichtet. Du stehst eingesunken zur Erde und aufgerichtet in der Wirbelsäule. Die Schultern werden entspannt herabgelassen, ohne sich allerdings im Brustbereich zu verschließen. Du schwankst bei der Ausführung der Bewegungsbilder jeweils vor und zurück. In der Yin-Phase deiner Bewegung verlagerst du das Gewicht nach hinten (ohne dich zurückzulehnen), in der Yang-Phase drängst du nach vorn (ohne dich nach vorn zu lehnen) (Bild 92). Die Scheitelhöhe wird nicht verändert. Du bewegst dich vorwärts und rückwärts wie auf einer Schiene. Die Bewegungen der Arme sind diesem Schwanken angepaßt: Wenn ich mich nach vorn bewege, gebe ich etwas von mir weg; wenn ich mich nach hinten bewege, nehme ich etwas zu mir her.

Des weiteren – so besagt es ja auch der Name dieser Tai-Chi-Bewegungsfolge – sind alle fünf Bewegungsbilder kreisförmig. Entweder bilden die Hand- und Armbewegungen einen in sich geschlossenen Kreis, oder sie sind zumindest Bestandteile eines Kreisausschnitts. Die Hände zeichnen hierbei zeitlupenhaft drehende Räder.

Versuche den Atem während der Übung mit dem Einatmen in den Bauchraum hinunter zu lenken.

Man versucht im Tai Chi immer wieder zur tiefen Bauchatmung zurückzufinden. Bei den »Fünf Rädern« sind die Yin- und Yang-Phasen der einzelnen Bewegungsbilder jeweils an die Ein- bzw. Ausatmung gekoppelt. In der Yin-Phase der Bewegung atme ich

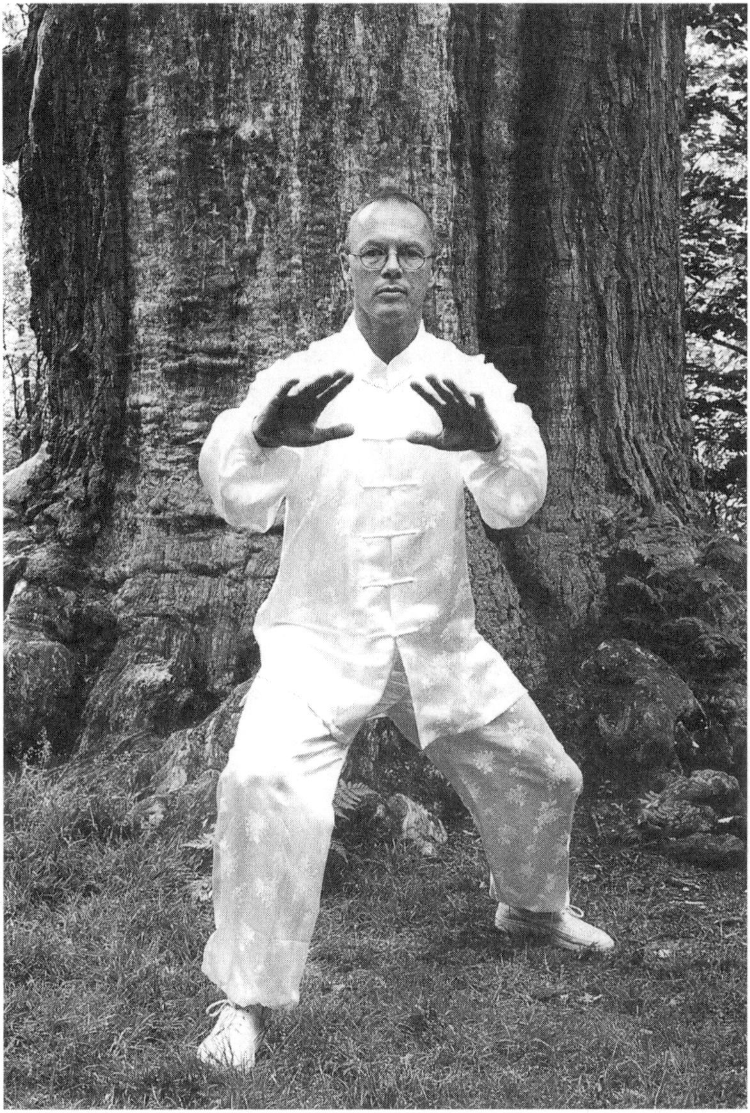

92

aus (*), in der Yang-Phase atme ich ein (**0**). Hierdurch haben wir den gleichen psychosomatischen Effekt wie bei der Übungsserie »Acht Brokat-Übungen«. Mit der Entspannung der Atemmuskulatur geht auch die Entspannung in der Schulter-Arm-Hand-Muskulatur einher. Dieser rhythmisch durchgeführte Wechsel von sanfter Anspannung und Entspannung ist von einer vegetativen Entspannung begleitet. Er wirkt sich beruhigend aus und kann noch verstärkt werden von der Imaginationskraft der Bilder, die den einzelnen Elementen zugeordnet sind.

Darstellung der Bewegungsbilder der »Fünf Räder«

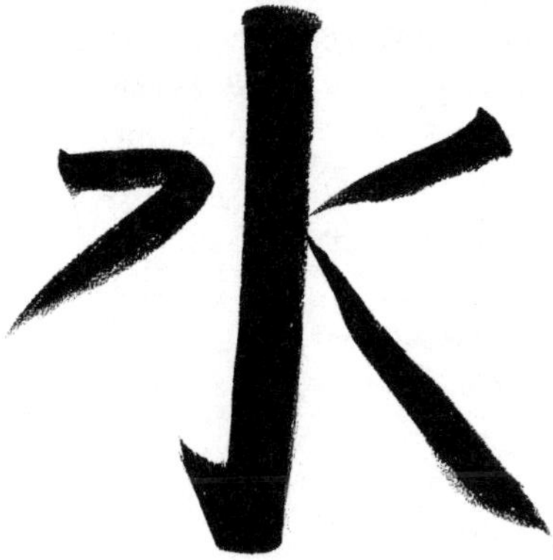

»Wasser«

»Wasser«

»In der Welt zu sein,
womit läßt sich das vergleichen?
Als sei im Frühlicht
ein Boot herausgerudert,
das keine Spuren hinterläßt.«

Haiku

»Auf der ganzen Welt gibt es nichts Weicheres
und Schwächeres als das Wasser.
Und doch in der Art, wie es dem Harten zusetzt,
kommt ihm nichts gleich.
Es kann durch nichts verändert werden.
Daß Schwaches das Starke besiegt und Weiches
das Harte besiegt,
weiß jedermann auf Erden.«

Aus dem Tao Te King

Gedanken zum Thema Wasser:
Das Wasser ist das Grundelement des Lebens. Zwei Drittel der Erdoberfläche bestehen aus Wasser. Wasser läßt sich nicht in der Faust gefangenhalten, es entweicht. Es paßt sich der Gestalt jeden Gefäßes an. Wasser ist gestaltlos, hat aber einen Rhythmus und einen Zyklus: Regen – Quelle – Fluß – Ozean – Dampf – Regen ...

Wasser ernährt uns. Wasser hat eine heilende und reinigende Kraft.

Die Jahreszeit des Wassers ist der Winter.

Die Bewegung des Wassers ist weich und fließend.

Bewegungsanleitung:

Nimm die »Bogenstellung« ein. Schwanke hierbei jeweils nur bis zu dem Punkt vor und zurück, der dir noch Stabilität gewährleisten kann. Verlagere ein paar Male schwankend das Gewicht vor und zurück, bis du ein Gefühl für diese Bewegung bekommen hast. Versuche die Bewegung nicht über deine Schultern oder deinen Kopf zu lenken, das Schwanken wird vielmehr aus dem Zentrum heraus bestimmt. Die Impulse kommen aus dem Tan Tien, dem hierbei die Aufmerksamkeit und dein Atem gilt.

Yang-Phase:
0 Du schwankst nach vorn. Hierbei treiben die Arme und Hände jeweils seitlich von dir nach vorn. Du stellst dir hierbei vor, du würdest die Hände mit dem Handrücken nach vorn durch Wasser ziehen. Du ziehst die Hände durch das Wasser entgegen seiner sanften Strömung. Du mußt also eine leichte Spannung in der Yang-Phase aufbauen, um diese Bewegung durchführen zu können. Die Handrücken nähern sich vor dem Bauchraum aneinander an, so daß insgesamt eine gerundete Bewegungslinie entsteht (Bild 93).

93 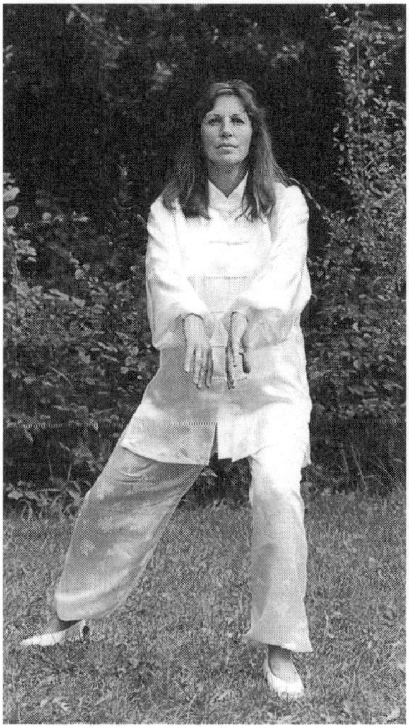 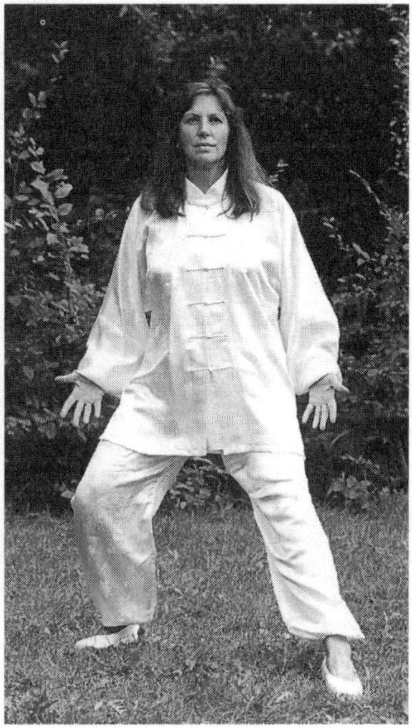 94

Yin-Phase:

* Doch noch bevor die Hände vor deinem Bauch zusammentreffen, wendest du sie mit dem Handteller nach innen und läßt sie mit dem Strom des Wassers an deiner Seite nach hinten zurückgleiten. Der leichte Tonus entweicht bis zum notwendigen Minimum aus den Schultern, Armen und Händen. Aus Yang ist Yin entstanden.

Während des Zurückschwankens öffnest du langsam den Schulter-Brust-Bereich. Es ist ein Gefühl des Weichwerdens und des Sich-Aufmachens mit der Yin-Bewegung verbunden. Du führst die Hände im gleichen Bogen wieder zurück, bis sie am hinteren Umkehrpunkt angekommen sind (Bild 94).

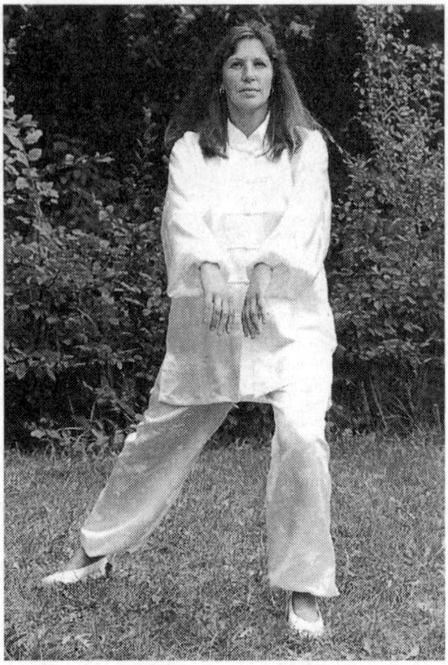

95

Yang-Phase:

0 Nun geht wieder Yin in Yang über, und mit dem Vorwärtsschwanken wenden sich die Hände mit den Handrücken nach vorn und werden durch den leichten Strom des Wassers gezogen.

Die Hände nähern sich wieder vor dem Bauch an, ohne sich zu berühren (Bild 95).

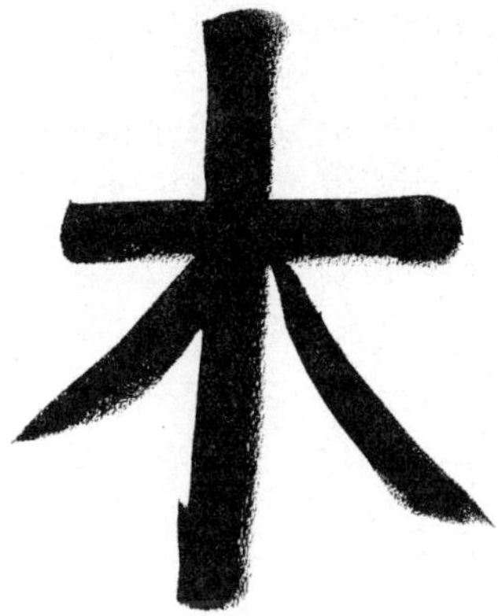

»Holz«

Holz

»Der Mensch, wenn er ins Leben tritt,
ist weich und schwach,
und wenn er stirbt, so ist er hart und stark.
Die Pflanzen, wenn sie ins Leben treten,
sind weich und zart,
und wenn sie sterben, sind sie dürr und starr.
Darum sind die Harten und Starken Gesellen
des Todes,
die Weichen und Schwachen Gesellen des Lebens.«

Aus dem Tao Te King

Gedanken zum Thema Holz:

Holz entsteht aus einem winzigen Samenkorn, dessen Keimling an die Oberfläche stößt. Aus dem Keim wird eine Pflanze, die emporwächst. Es entsteht ein junger Baum, der mit den Jahren an Umfang und Höhe zunimmt. Seine Jahresringe zeigen sein Lebensalter auf. Sein Holz ist zunächst weich und biegsam und wird mit zunehmendem Alter starr und hart. Je härter und unflexibler sein Holz wird, je größer der Baum wird, desto angreifbarer ist er für Wind und Sturm. Irgendwann werden ihm seine Stärke und Macht zum Verhängnis, er zerbricht daran, fällt um, wird über Zersetzungsprozesse verbrannt und der nächsten Wandlungsphase ausgesetzt.

Die Yang-Phase der Bewegung des Holzes in der Tai-Chi-Folge »Fünf Räder« beginnt weich, wird kraftvoller und gewinnt an muskulärer Spannung. Die Bewegung wächst von unten nach oben.

Bewegungsanleitung:

Yin-Phase:

* Du schwankst zurück und näherst die Hände sehr langsam an den Bauchraum an. Hierbei nehmen sie eine Position ein, die nach dem zwischen Daumen und Zeigefinger liegenden Akupunkturpunkt »Tigermaul« genannt wird. Die Daumen zeigen zueinander, bilden die Basis eines gleichschenkligen Dreiecks, dessen Schenkel die Zeigefinger bilden. Die anderen Finger sind in etwa parallel zu den Zeigefingern. Die Handrücken zeigen nach vorn (Bild 96). Diese Handhaltung wird noch öfter in dieser Tai-Chi-Folge auftauchen und ist immer Ausgangspunkt für ein Vorwärtsdrängen der Yang-Bewegung.

Yang-Phase:

0 Aus dem »Tigermaul« der Hände heraus beginnt die Yang-Bewegung des Holzes. Du schwankst langsam nach vorn, drehst die Hände so, daß die kleinen Finger aneinanderliegen und die Handteller schräg nach oben zeigen (Bild 97). Nun drückst du die Hände erst sanft, dann doch mit deutlich anwachsendem Tonus in den Händen, die aneinandergelegten Hände nach vorn oben bis auf Gesichtshöhe (Bild 98). Die Arme sind in der Endposition fast durch-

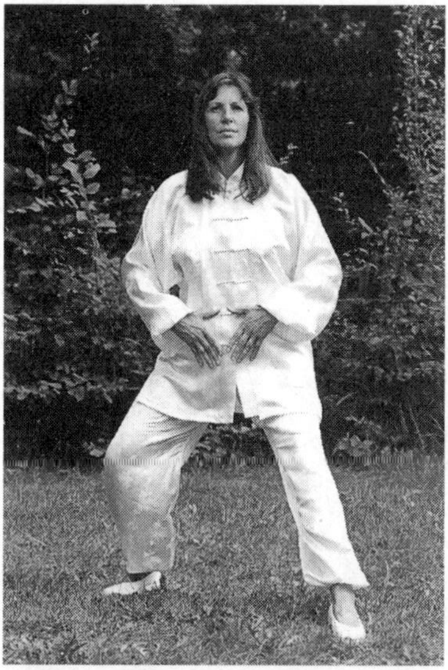

96

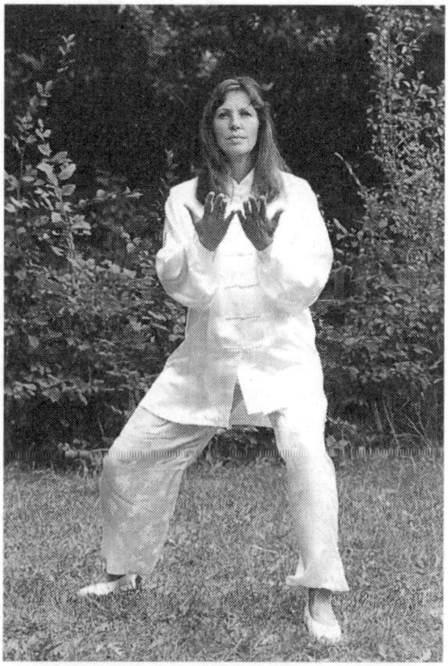

97

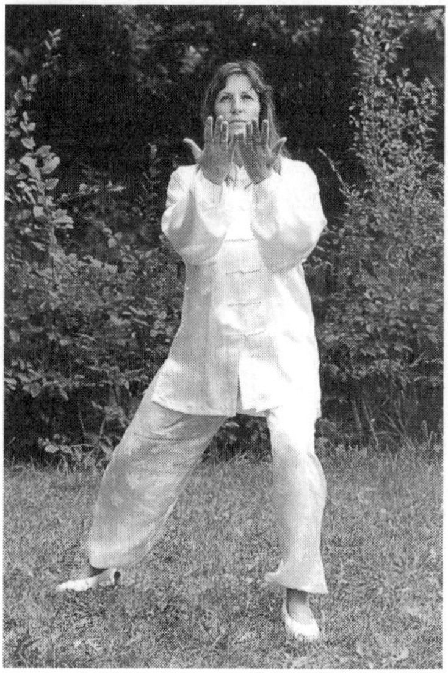

98

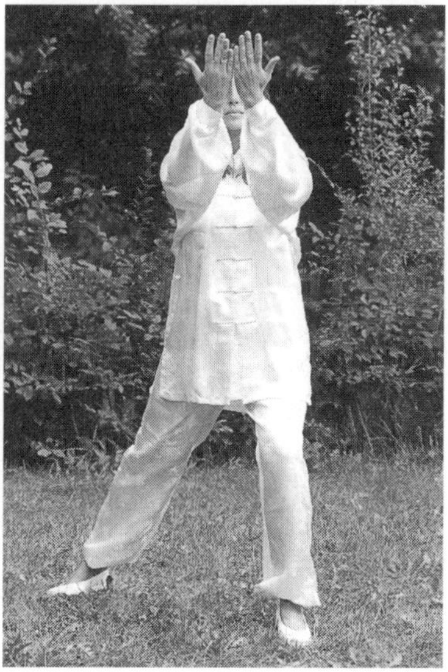

99

gestreckt (Bild 99). Während dieser Bewegung stellst du dir vor, die Hände seien der Keimling, die junge Pflanze, der Baum. Erst sind die Hände weich, und zum Ende der Yang-Phase sind sie angespannt. Die Bewegung des Holzes birgt die Kraft in sich, die ein Keim hat, der in der Lage ist, auch durch härteste Erde hindurchzubrechen. Doch aus dem Wachsen und Starkwerden erfolgt auch Verfall. Das harte Holz wird zersetzt, löst sich in weiche Bestandteile auf. Es beginnt die Yin-Phase des nächsten Elementes.

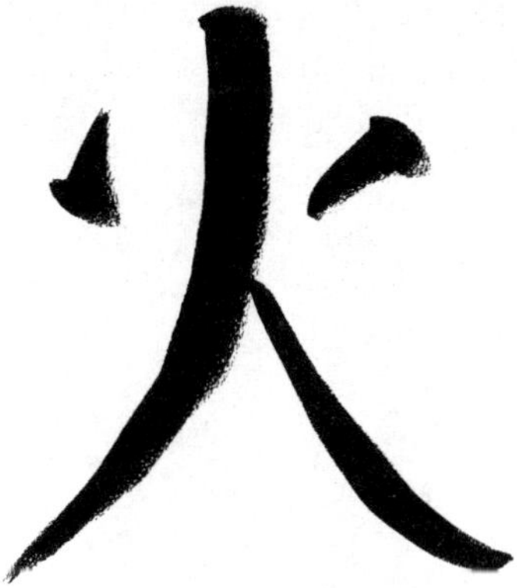

»Feuer«

Feuer

Ja, ich weiß, woher ich stamme,
ungezügelt gleich der Flamme
glühe und verzehr ich mich.
Licht wird alles, was ich fasse.
Kohle alles, was ich lasse.
Flamme bin ich sicherlich.

Nietzsche

Gedanken zum Thema Feuer:

Das Feuer symbolisiert Wärme, Licht, Gefahr, Zorn, Ärger und Zerstörung.

Das Feuer war früher Mittelpunkt der alten Völker, welche die Herdstelle hüteten. Das Feuer schützte vor wilden Tieren und gab die zum Überleben nötige Wärme. Die Feuerstelle war ein heiliger Ort. Das Feuer wurde als der Übergang vom Materiellen zum Gasförmigen, als Übergang zur geistigen Welt empfunden. Der Sitz des Feuers im Körper ist der Herzbereich. Der Herzbereich stand seit je für das Gefühl zur Welt. Hier entscheidet sich, ob ein

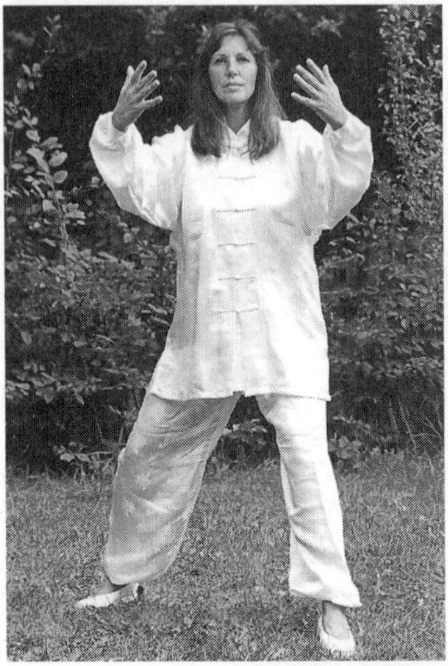
100

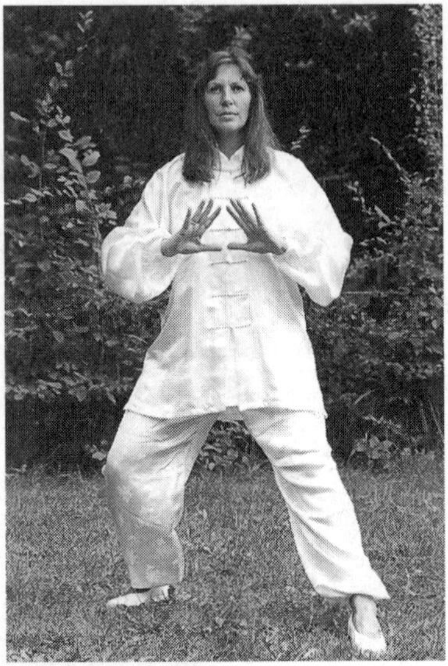
101

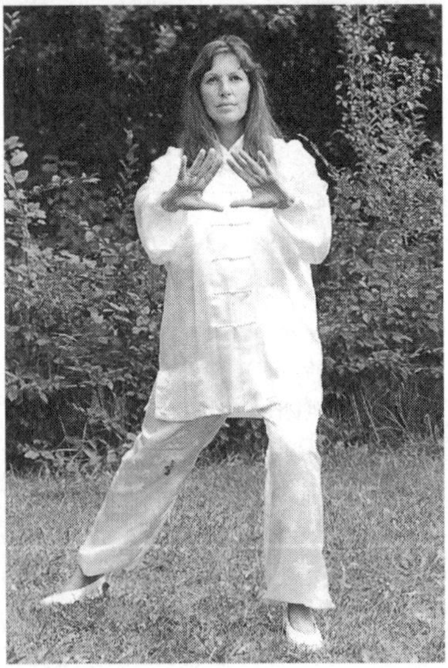
102

Mensch sich herzlos, kalt oder – im krassen Gegensatz hierzu – im Mitleiden an der Welt verbrennt.

Die Bewegung des Feuers ist ausbreitend und auf den Herzbereich bezogen.

Bewegungsanleitung:

Yin-Phase:
* Im Rückwärtsschwanken entweicht die Anspannung aus den Händen. Die Hände drehen sich zu Beginn der Rückwärtsbewegung so, daß die Finger zunächst zueinander schauen. Sie werden in Bogen zum Herzbereich geführt (Bild 100). Zuletzt wenden sie sich so, daß sie ein »Tigermaul« auf Herzhöhe herausformen und mit den Handinnenflächen nach außen zeigen (Bild 101). Nun hast du dein Gewicht nach hinten verlagert und bist in der Ausgangsposition für die Yang-Bewegung.

Yang-Phase:
0 Du verlagerst dein Gewicht nach vorn und drückst das »Tigermaul« der Hände mit sanft anwachsendem Tonus auf Herzhöhe nach vorn. Die Arme erreichen hierbei eine lockere Streckung, bleiben aber immer noch rund (Bild 102).

Die Herzbewegung symbolisiert ein Nehmen-von-der-Welt und ein Geben-in-die-Welt.

Ich bekomme von dem Mitmenschen Lebensenergie und bin bereit, von meiner Lebensenergie auch etwas den anderen Menschen abzugeben.

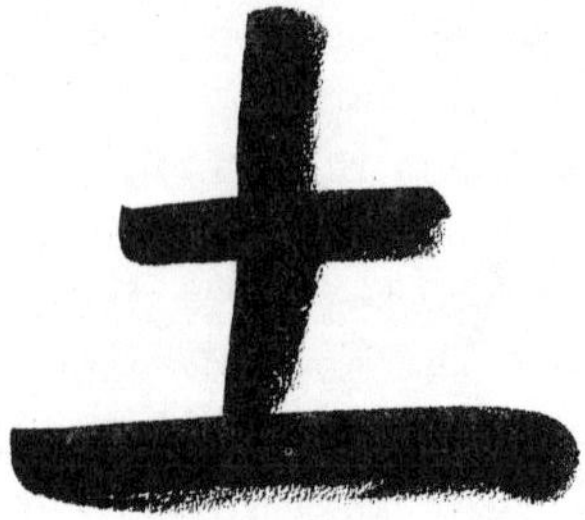

»Erde«

Erde

»Die Erde ist ein lebendiges Wesen.«

Platon

Gedanken zur Erde:

Das Holz wird vom Feuer verbrannt und wird zu Erde.

Die Erde nimmt unter allen Elementen eine Sonderstellung ein. Alles kommt aus der Erde und kehrt wieder zu ihr zurück. Die Erde ist der integrierende Bezugspunkt allen Seins.

Die Erde ist unsere Mutter. Sie hat uns geboren und nährt uns. Wir müssen die Erde ehren wie eine Mutter. Wir müssen ihre Eigenart achten und schützen. Wer die Ökologie der Erde zerstört, zerstört die Grundlage allen Seins, entzieht sich die eigene Lebensgrundlage und zerstört die Zukunftschancen der kommenden Generationen.

Wer den Boden unter den Füßen verloren hat, ist verloren. Mit beiden Beinen auf dem Boden stehen, geerdet sein, ist die Voraussetzung für gelungenes Leben.

Die Erde existiert im ewigen Rhythmus von Geburt – Leben – Tod – Geburt – Leben – Tod. Sie macht uns die Begrenztheit, aber auch Kontinuität unseres menschlichen Seins bewußt.

Die Bewegungsvorstellung des Bewegungsbildes in der Tai-Chi-Form ist, daß alles in der Mitte zusammenkommt, aber auch wieder alles von der Mitte sich löst. Die Erde gibt, die Erde nimmt.

Die Bewegungsanleitung:

Yin-Phase:

* Aus der nach vorn drängenden Bewegung des Feuers kehre ich zum »Haus der Erde« zurück – in den Solarplexusbereich. Meine Hände teilen sich nach der Feuerbewegung und treiben in einer runden Bewegungslinie erst nach unten, dann nach oben vor den Solarplexusbereich. Mit der Aufwärtsbewegung werden hierbei die Hände in die Überkreuzung geführt, wobei die Handinnenflächen nach schräg oben zeigen (Bild 103 und 104).

Yang-Phase:

0 Ohne Pause verändern sich die Hände zur Stellung des »Tigermauls«, das – mit den Handinnenflächen nach vorn gewendet – vorwärts gedrückt wird (Bild 105 und 106). Diese Vorwärtsbewegung der Hände ist – wie bei allen Yang-Bewegungen – mit der

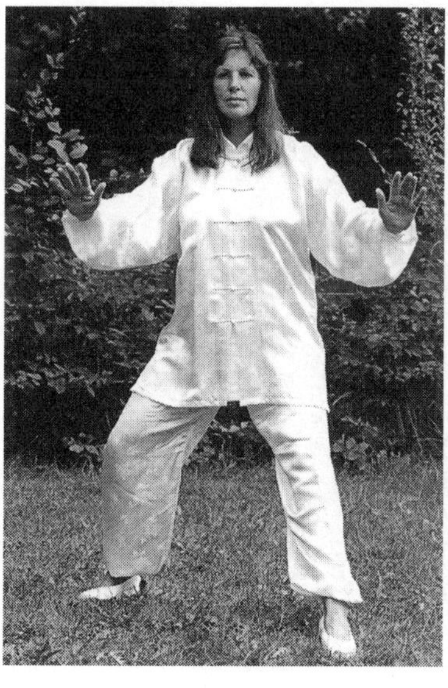

103

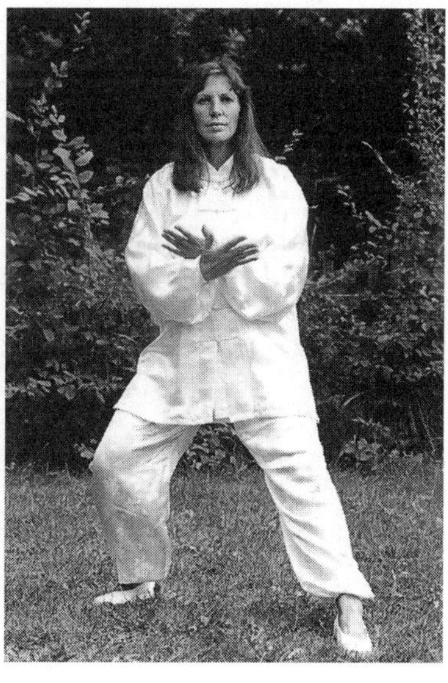

104

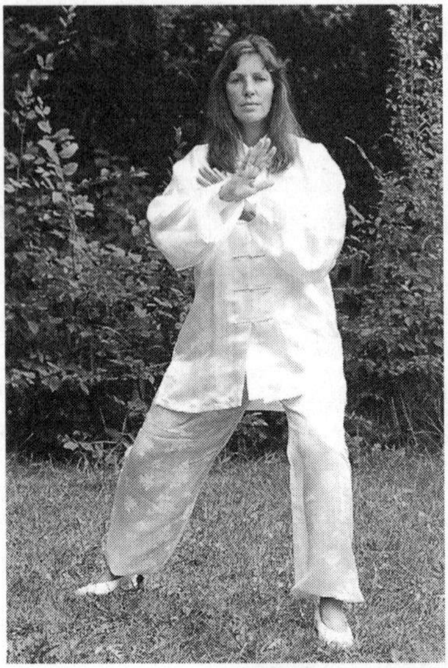
105

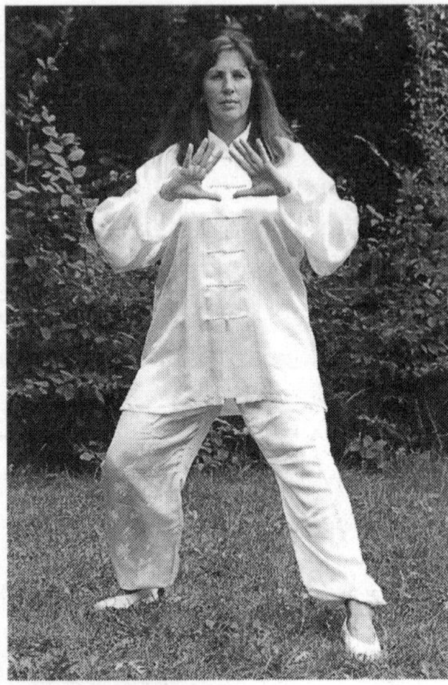
106

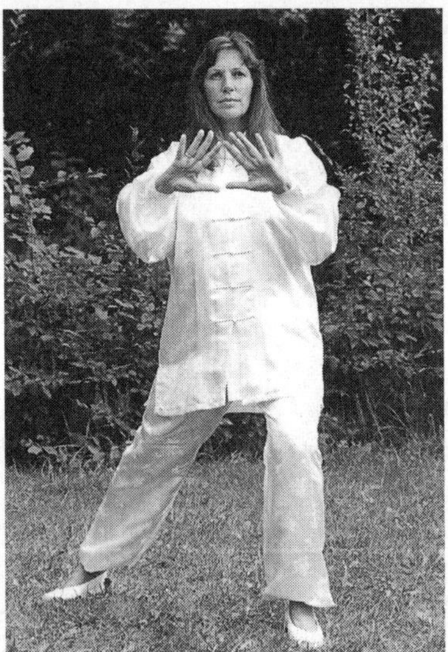
107

Gewichtsverlagerung nach vorn verbunden. Das »Tigermaul« der Hände wird von der Solarplexushöhe bis auf Schulterhöhe bzw. dem oberen Lungen- und Brustbereich von unten nach oben geschoben (Bild 107).

Die Spannung baut sich hierbei in dieser Bewegung sanft auf. Wir können uns bei der Erde-Bewegung vorstellen, daß wir in schwarze, fruchtbare Erde hineinfühlen – wir nehmen die Früchte der Erde an. Die Bewegung der Hände geht hierbei in die Überkreuzung zum Solarplexus. Mit dem Weggeben der Hände nach vorn oben stellen wir uns vor, wir geben gern von den Gaben der Erde etwas ab, wir teilen den Reichtum der Erde wieder freigiebig aus. Dies entspricht der Grundhaltung des Tai Chi und des Taoismus und wird im Prinzip in allen Bewegungen der »Fünf Räder« symbolisiert. Etwas annehmen und wieder abgeben im Einklang mit den Wandlungsphasen der Natur und des Lebens.

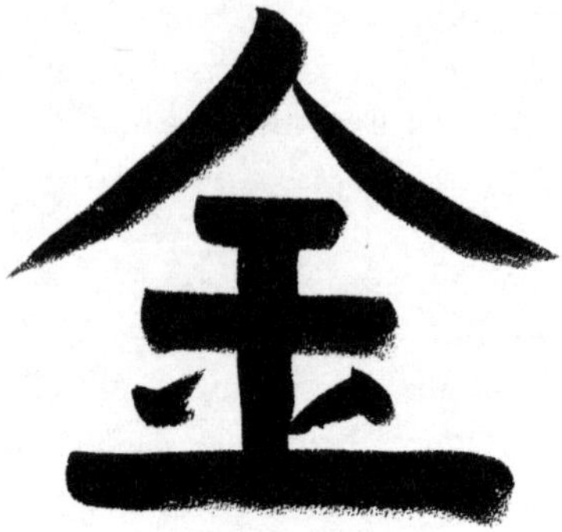

»Metall«

Metall
»Selbst Gold setzt Rost an:
Im Blattwerk bergen sich alte Zeiten.«
Haiku

Gedanken zum Metall:
Metall vermittelt die Vorstellung von Substanz, Festigkeit und Struktur.

Die Minerale der Erde liefern die wesentlichen Bestandteile und sorgen für die Reichhaltigkeit des Bodens. Erze sind Metalle, Verdichtungen der Erde. Metalle sind gute Leiter für Wärme und Elektrizität, für Energie.

Der Mensch schmückt sich mit Metallen: Gold, Silber, Platin, Bronze.

Das Element Metall ist der Lunge zugeordnet. Die Lunge ist das Organ für deinen Austausch mit der Welt. Hier ist der Ort des Stoffwechsels von außen zu innen. Im Atmen zeigt sich dein Kontakt zur Welt.

Die Bewegungsvorstellung des Elementes Metall wäre ein großer Ring aus Metall, der von den Händen umzeichnet wird.

Die Bewegungsanleitung:

Yin-Phase:

* Das im oberen Brustbereich ungefähr auf Schulterhöhe nach vorn geschobene »Tigermaul« der Hände löst sich auf, indem die Hände gewendet werden, so daß die Fingerspitzen nach innen und die Handteller zum Körper zeigen (Bild 108). Mit dem Rückwärtsschwanken beschreiben die beiden Hände einen kreisförmigen Ring. Hierbei nimmst du die sanfte Spannung aus den Händen und läßt sie weich werden. Wenn das linke Bein in der »Bogenstellung« vorn steht, wird dieses Kreisen der Hände nach rechts geführt. Ist das rechte Bein in der »Bogenstellung« vorn, wird der Ring nach links vorgetragen. Die Hände treiben zum Abschluß dieser ringförmigen Bewegung zurück bis unmittelbar vor den oberen Lungenbereich.

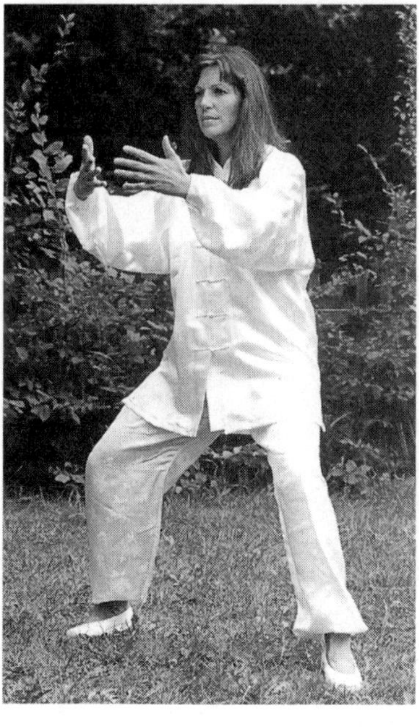

08

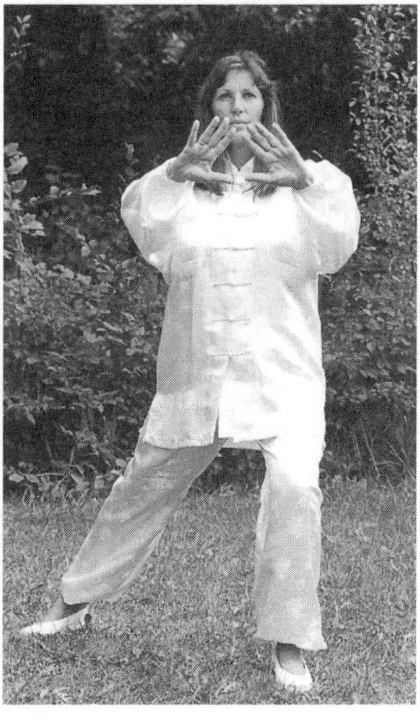

109

Yang-Phase:

0 Die Yang-Phase der Metall-Bewegung wird mit dem Drehen der Hände und dem Herausbilden eines »Tigermauls« eingeleitet. Nun drücken die zum »Tigermaul« positionierten Hände auf Schulterhöhe nach vorn, während du dein Gewicht nach vorn verlagerst (Bild 109). Du baust hierbei die Spannung in den Händen wieder auf. So gesehen ist die gesamte Tai-Chi-Folge »Fünf Räder« durch einen permanenten und rhythmischen Wechsel von Handanspannung und -entspannung gekennzeichnet.

Auch unter dem Aspekt des muskulären Tonus findet ein ständiger Wechsel von Yin und Yang statt.

Zur wiederholten Durchführung der »Fünf Räder«:

Nach der beendeten Metall-Bewegung wird die Spannung aus den Händen gelöst. Die Hände treiben mit den Handtellern nach unten zur Seite deiner Hüften und darüber hinaus hinter dich (Bild 110). Dies ist bereits die erste Yin-Bewegung »Wasser«. Hiernach folgt die Yang-Bewegung des Wassers wie beschrieben. Nach einer weiteren Yin-Yang-Bewegung »Wasser« erfolgt der Übergang zum Element Holz.

Nur das Element Wasser wird innerhalb der Tai-Chi-Bewegungsfolge »Fünf Räder« zweimal ausgeführt. Es stellt das Übergangselement innerhalb des Sequenzfolge dar und soll aufgrund seiner essentiellen Wichtigkeit hervorgehoben werden. Alle anderen Sequenzen werden innerhalb der gesamten Bewegungsfolge jeweils nur einmal durchgeführt.

Eine weitere zentrale Stellung kommt dem Element Erde zu. Die Erde ist das Integrationselement allen Lebens. Die Tai-Chi-Form »Fünf Räder« wird – wie alle Fünf-Elemente-Übungen – mit dem Element Erde, mit dem Überkreuzen und Auseinanderteilen der Hände, abgeschlossen. Die Erde-Bewegung ist immer der Abschluß und die letzte Sequenz des Übens. Auch kann innerhalb der Erde-Bewegung ein Schritt und somit ein Wechsel in der Beinbelastung erfolgen. Hast du mit dem linken Bein nach vorn begonnen, so drehst du in der Yin-Phase der Erde-Bewegung die linke Fußspitze 45 Grad nach links aus, dann belastest du in der Yang-Phase das linke Bein und machst mit dem Austeilen der Hände einen Schritt mit dem rechten Fuß nach vorn. Nun bist du in der »Bogenstellung« rechts, hast die Beinbelastung verändert und die Erde-Bewegung geht in »Metall« über. Auf diese Weise kannst du alle drei bis fünf Bewegungsfolgen einen Schritt vor und zurück machen. Beim Rückwärtsschritt belastest du in der Yin-Phase das hintere Bein und machst in der Yang-Phase den Schritt nach hinten. Hierbei korrigierst du zum Abschluß dieser

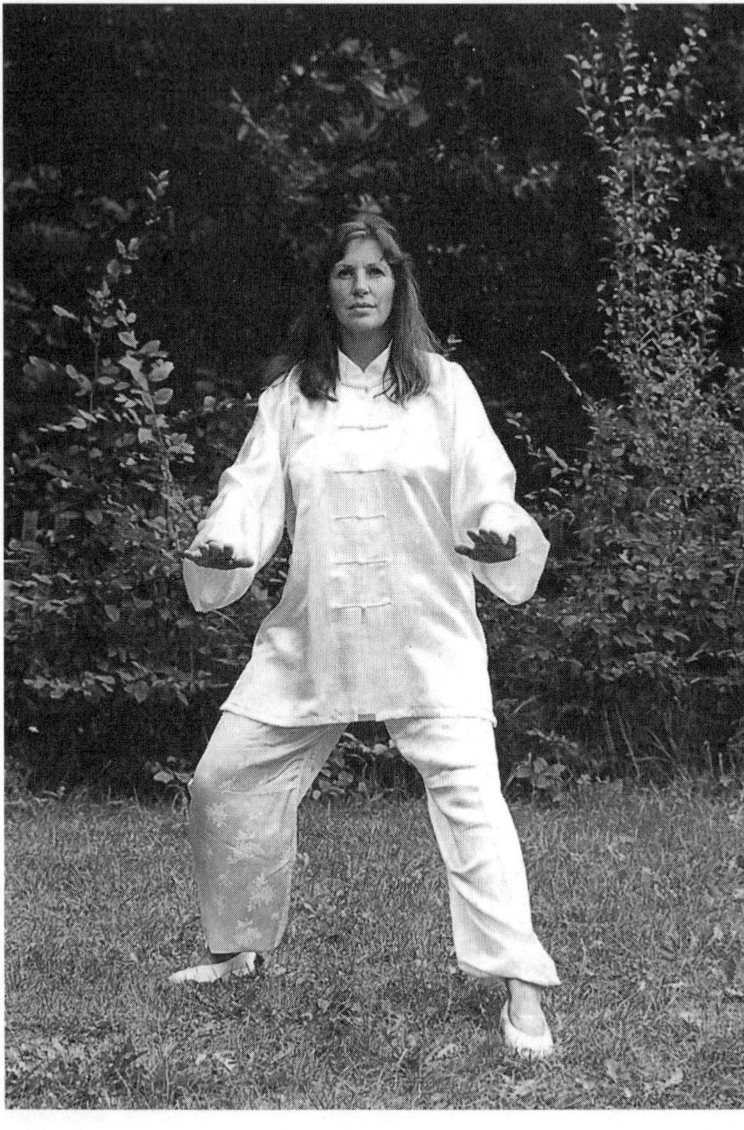

110

Bewegung den vorderen Fuß, so daß die Fußspitze nach vorn zeigt.

Der in die »Fünf Räder« integrierte Schritt stellt bereits die Verbindung zu den komplizierteren Tai-Chi-Bewegungsfolgen dar, bei denen wir in der Regel eine Kombination von Schritten und Rumpf-Hand-Arm-Bewegungen haben. Auf diese Weise bereitet die Form »Fünf Räder« schon gut auf die nächsten Tai-Chi-Erfahrungen vor.

8. Der Anfang ist gemacht – wie geht es weiter?

Nachdem du einen guten Kontakt zu den kleineren Tai-Chi- und Chi-Kung-Systemen gefunden und dich intensiv mit ergänzender Körperarbeit vorbereitet hast, kann es nun an der Zeit sein, dich weiter im Studium des Tai Chi Chuan fortzubilden.

Zunächst bietet es sich an, die »Peking Form« mit 24 Bewegungsbildern zu erlernen*. Diese Tai-Chi-Form wurde in den fünfziger Jahren vom Tai-Chi-Meister Li Tien-Yi aus den Bildern der »Langen Form« des Yang-Stils heraus entwickelt. Sie ist besonders für die Arbeit mit fortgeschrittenen Tai-Chi-Anfängern geeignet, da sie zum einen sehr schöne Tai-Chi-Motive umfaßt, und andererseits mit 24 Sequenzen nicht zu lang und gut erlernbar ist. Sie dauert in der Ausübung zwischen fünf und acht Minuten – je nach gewähltem Bewegungstempo.

Hat man ein paar Monate Erfahrungen mit der »Peking-Form« gesammelt, so bietet es sich an, entweder die »Lange Form« (Yang-Stil) oder eine Waffen-Form zu erlernen.

Die »Lange Form« mit ihren 85 Sequenzen (oder 88 – je nach Zählweise) ist schon etwas für Tai-Chi-Begeisterte (Bild 111). Es ist nicht einfach, sie zu erlernen, und es bedarf eines jahrelangen Studiums und auch intensiver Korrektur, um hier in die tieferen Wahrnehmungen dieser Form zu finden. Für uns ist allerdings die »Lange Form« eine wunderbare Gelegenheit, ungefähr zwanzig bis dreißig Minuten (je nach Bewegungstempo) an einem Stück, Tai

* Vgl. Moegling, Klaus: Die chinesische Bewegungsmeditation Tai Chi Chuan.

Chi zu erleben, ohne daß die Form unterbrochen werden muß. Dies hat seine ganz eigene Qualität. Tai-Chi-Lehrer müssen im Rahmen unserer Lehrerausbildung daher auch verpflichtend diese Form erlernen. Sie ist gewissermaßen das Kernstück des Tai-Chi-Übungsgutes.

Tai Chi für Fortgeschrittene bieten auch die Tai-Chi-Waffen-Formen. Wir praktizieren die Tai-Chi-Stock-Form (60 Sequenzen), die Tai-Chi-Schwert-Form (32 Sequenzen), die Tai-Chi-Fächer-Form (30 Sequenzen) und die Tai-Chi-Säbel-Form (13 Sequenzen). Tai-Chi-Lehrer sollten zumindest eine dieser Waffen-Formen beherrschen und pflegen. Sie bieten die Möglichkeit, in kreativen Bewegungsbildern über den eigenen Leib hinaus in den Fächer, das Schwert, den Säbel, den Stock hineinzufühlen und spielerisch und sanft damit umzugehen (Bild 112, 114, 115, 116). So heißt beispielsweise das Tai-Chi-Schwert in China auch »das friedliche Schwert«.

111 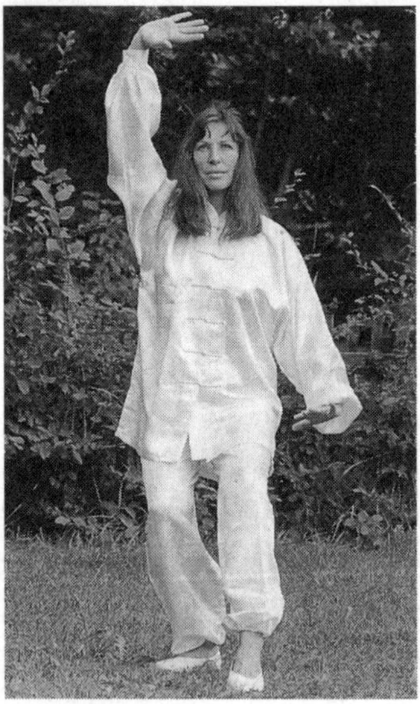

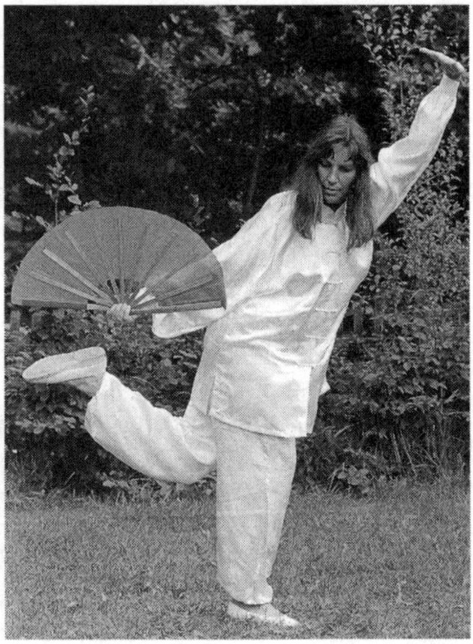 112

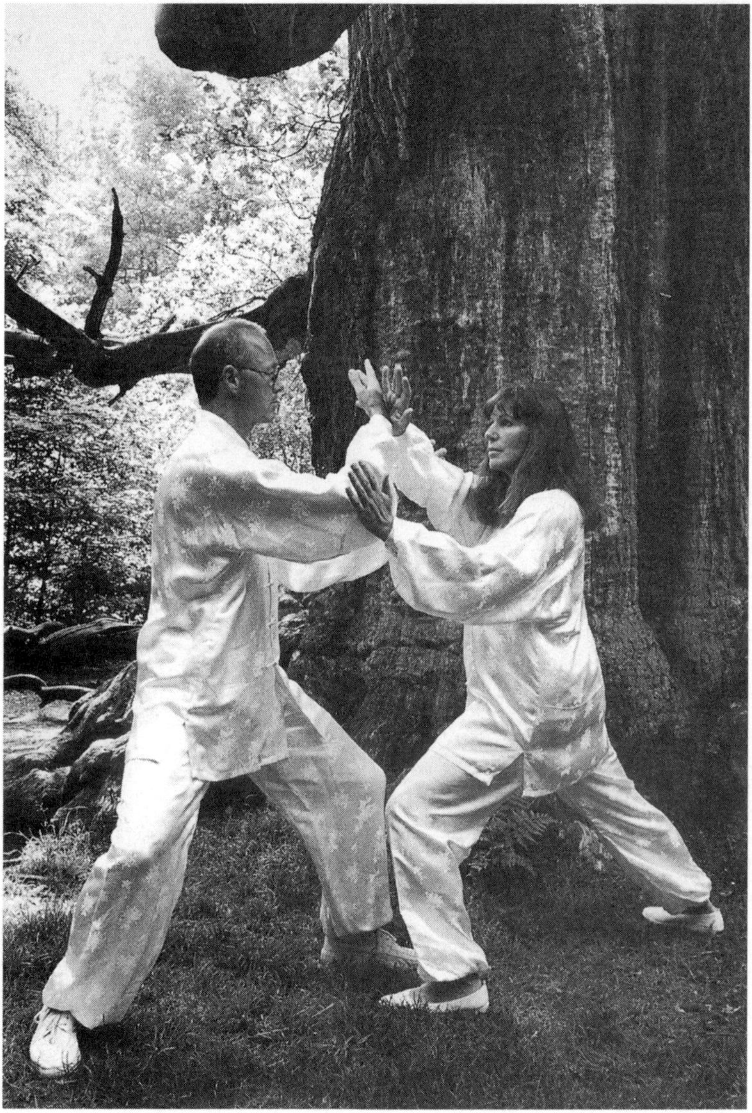

113

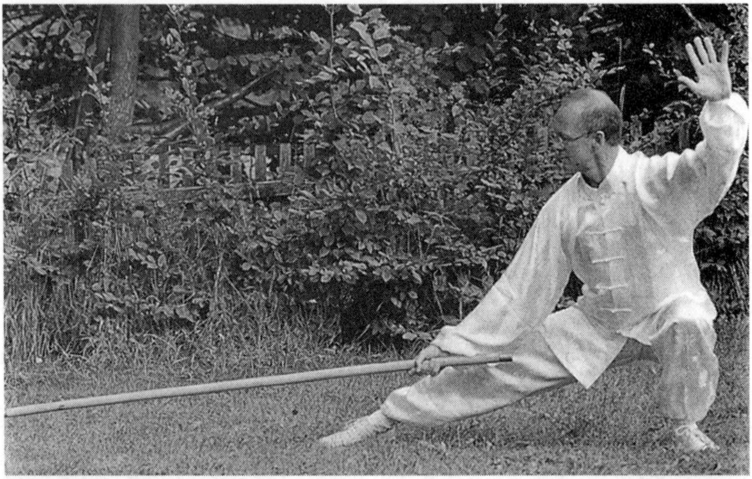

114

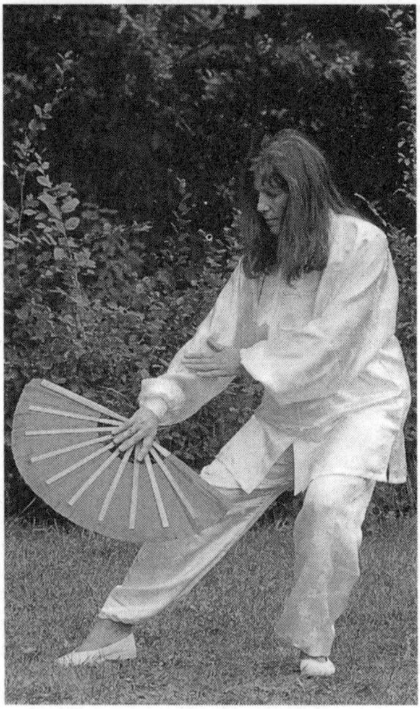

115

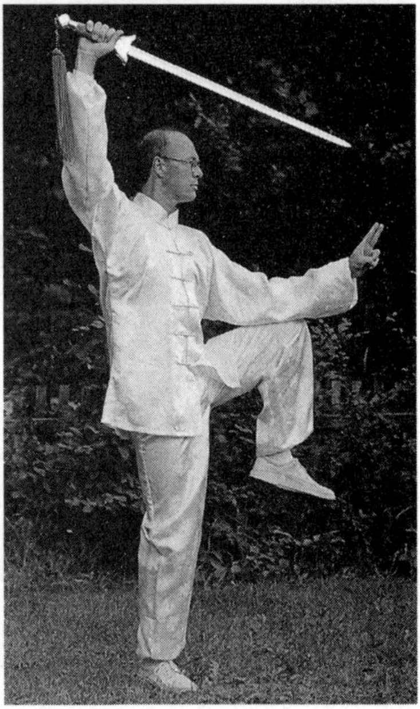

116

Im Übergangsstadium von der reinen Anfänger-Arbeit zum fortgeschrittenen Anfänger beginnt man auch mit den ersten Vorübungen zum Partner – Tai-Chi. Neben den Solo-Formen gibt es – wie bereits kurz dargestellt – auch noch ein umfangreiches Übungsgut im Bereich des »Tai Chi zu zweit«.* Das Partner-Tai-Chi stellt gewissermaßen die Anwendung und Krönung des Tai Chi Chuan dar (Bild 113). Hier werden die Prinzipien des Tai Chi auf den spielerisch-sensitiven Kontakt zwischen zwei Menschen übertragen.

Yin und Yang werden im ständigen Austausch der beiden Tai-Chi-Spieler thematisiert. Dies vollzieht sich sowohl in festgelegten als auch in freien Formen. Hierbei lassen sich die festgelegten Formen in »Tui Shou« (»die schiebenden Hände«) und in »Ta Lu« (»das große Ziehen«) unterteilen, wobei es wiederum zahlreiche Tui-Shou- und Ta-Lu-Formen gibt – vom Einfachen zum Schwierigen aufgebaut und methodisch vermittelt. Darüber hinaus gibt es eine sehr schöne Partner-Tai-Chi-Form aus dem Nordosten Chinas (von He Ling Ling aus Qingdao vermittelt), die eine Vielzahl festgelegter Partner-Tai-Chi-Übungen ineinander übergehen läßt, einen Beginn und einen Abschluß hat – ähnlich wie eine Tai-Chi-Solo-Form.

Neben dem festgelegten Partner-Tai-Chi gibt es das freie Spiel zu zweit, eine sanfte Version des »San Shou« (»die sich frei ausbreitende Hand«). Hier werden die in Tausenden von Umläufen erlernten Tai-Chi-Techniken in die freie Arbeit integriert und flexibel aus der Situation heraus angewendet. Das freie Partner-Tai-Chi ist der Höhepunkt des Tai-Chi-Studiums, und die Weiterentwicklung hierin dauert ein Leben lang. Es sieht weniger wie eine Kampfhandlung, sondern eher wie ein Tanz zu zweit aus – wenn es richtig ausgeübt wird.

Leider zeigt sich in letzter Zeit, zum Teil auch in China, aber vor allem von den USA ausgehend, eine Tendenz zur Versportung des

* Vgl. hierzu Barbara und Klaus Moegling: Taiji zu zweit – die Partnerübungen des Taijiquan.

Tai Chi Chuan. Hier werden Tai-Chi-Solo-Formen vorgeführt und mit Punkten bewertet. Medaillen und Preise werden verliehen. Beim Partner-Tai-Chi versuchen sich die Akteure von runden Tischen oder aus aufgezeichneten Quadraten herauszustoßen.

Ausschließlich sportlich begeisterte Menschen mögen diese Entwicklung, wenn sie nicht anders können, vorantreiben. Unser Weg ist es nicht, und eigentlich war das Tai Chi auch nicht so angelegt. Das Studium und Erlernen des Tai Chi Chuan sollte uns ja gerade einen Weg weisen, im Einklang mit dem Tao zu handeln, eben nicht unser Ego durch Wettkampf-, Rang- und Rekorddenken zu kultivieren! Eigentlich führt diese Entwicklung weg von den philosophischen Ursprüngen des Tai Chi Chuan. Es ist schön, daß es dennoch genügend Übende gibt, die auf die Versportung keinen Wert legen und die Aspekte Meditation und ganzheitliche Gesundheit als die wesentlichen Sinnperspektiven des Tai Chi Chuan anerkennen. Diese Sinnperspektiven gilt es zu wahren und zu pflegen.

Anhang

Wie kann man ausgebildete Tai-Chi-LehrerInnen finden oder auch selbst eine Tai-Chi-Lehrerausbildung absolvieren?

Seit 1987 bilden wir in einem systematisch angelegten Ausbildungsgang in drei Stufen Tai-Chi-LehrerInnen aus. Mittlerweile dürfte der größte Lehrer-Block im deutschsprachigen Raum im Rahmen des von uns gegründeten und geleiteten »Instituts für Bewegungslehre und Bewegungsforschung (IFBUB)« ausgebildet worden sein.

Viele dieser ausgebildeten Tai-Chi-LehrerInnen arbeiten inzwischen in Kliniken, öffentlichen Schulen, Bildungswerken der Landessportbünde, an den Volkshochschulen oder im Rahmen des Hochschulsports. Einige haben auch eigene Schulen und freie Institutionen gegründet, im Rahmen derer sie ein Angebot für »Tai Chi Chuan und Körperarbeit« in ihrer Region eröffnet haben. Der interessierte Leser kann sowohl eine Lehrerliste mit regionalen Angeboten für Tai-Chi-Einsteigergruppen als auch Ausbildungstermine und -kosten für die Tai-Chi-Lehrerausbildung beim IFBUB erfragen:

IFBUB,
c/o Barbara und PD Dr. Klaus Moegling,
Am Ahlberg 10,
34376 Immenhausen bei Kassel.
http://www.IFBUB.de
E-mail: IFBUB@IFBUB.de

Voraussetzungen für die Lehrerausbildung

Intensivere Vorerfahrungen in Körpererfahrungsgruppen oder Absolvierung eines anderen Ausbildungsganges im Bewegungssektor (z. B. Sportlehrerstudium, Ausbildung zum Krankengymnasten, Bewegungstherapeuten, Freizeitsportübungsleiter, Yoga-Lehrer etc.)

- Vorteilhaft – aber nicht zwingend – sind längere Vorerfahrungen im Tai Chi Chuan (am besten bei von uns ausgebildeten Lehrern – dies ist wünschenswert, aber nicht vorgeschrieben).
- Eine zumindest durchschnittliche körperliche Beweglichkeit und Bewegungsfähigkeit.
- Offenheit und Interesse an den Ausbildungsinhalten und dem Ausbildungsansatz.
- Die Bereitschaft, möglichst täglich zumindest eine halbe Stunde zu üben und das Übungsgut zu pflegen.

Ausbildungskonzeption

Das Tai Chi Chuan wird im Rahmen der Ausbildung insbesondere unter den Aspekten der Körpererfahrung, Heilgymnastik und Bewegungsmeditation vermittelt. Die Selbstverteidungsfunktionen dienen zusätzlich der Deutung der jeweiligen Bewegungslinien. Wie es auch im vorliegenden Buch entwickelt wurde, muß das Vermitteln des Tai Chi Chuan kein bewegungsbürokratischer Prozeß sein. Während in Asien das Prinzip des Vormachens/Nachmachens aufgrund der dortigen Mentalität bevorzugt wird, sollten wir im westlichen Kulturraum mit kreativeren Lehrmethoden arbeiten.

Hohe Abbrecherquoten und Frustrationen in methodisch einfallslosen Tai-Chi-Gruppen sprechen für einen veränderten Ansatz in der Tai-Chi-Lehrerausbildung.

So zeigt die Erfahrung mit Einführungsgruppen, daß eine behutsame, langsam aufbauende Vermittlung mit den Methoden moderner Bewegungspädagogik gute Erfolge hat. Auch das Hinzufügen ergänzender und vorbereitender Formen der Körperarbeit zu den klassischen Formen des Tai Chi Chuan im Sinne des Konzeptes »Tai Chi Chuan und Körperarbeit« scheint dem Menschen im Westen angemessener zu sein und bietet außerdem erhebliche Chancen zur Körperselbsterfahrung und zu einem sensibilisierten Umgang miteinander.

Ganzheitlichkeit meint des weiteren nicht nur die unmittelbare Bewegungserfahrung, sondern verlangt auch nach der gedanklichen Durchdringung des in der Übung Erlebten. Daher werden nach längeren Phasen des Übens und der Bewegungserfahrung auch immer wieder Gelegenheiten zum Gespräch in Partner- und Kleingruppen, zum Philosophieren (Taoismus) und zur methodischen Reflexion der Unterrichtsverläufe gegeben.

Eine bewegungspädagogische Ausbildung muß sich außerdem in weiteren Aspekten von einer normalen Tai-Chi-Gruppe unterscheiden.

So erhält jeder Teilnehmer eine genaue Einzel- und Gruppenkorrektur der wesentlichen Tai-Chi-Formen. Des weiteren führt jeder Teilnehmer eine Unterrichtsdemonstration mit der Ausbildungsgruppe in der Grundausbildungsphase durch, die besprochen und mit methodischen Ratschlägen versehen wird. Die Teilnehmer sollen außerdem ein Ausbildungsbuch führen, in dem sie die Ausbildungsinhalte auf ihre eigene Art und Weise aufzeichnen. Im Rahmen der Vertiefungsphase ist eine Gruppenassistenz bei einer bereits ausgebildeten Lehrperson vorgesehen.

Ausbildungsorganisation

Der Ausbildungsgang beruht – ebenso wie der in diesem Buch vorgestellte methodische Ansatz – auf zwei inhaltlichen Zugängen: den klassischen Übungspraktiken des Tai Chi Chuan und einem ausgewählten Spektrum vorbereitender und begleitender Körperarbeit. Der mehrjährige Ausbildungsgang, an dem auch durch seine geeigneten zeitlichen Rhythmen berufsbegleitend teilgenommen werden kann, ist in drei Ausbildungsphasen gegliedert:

Einführungsphase
Grundausbildungsphase
Vertiefungsphase.

Die Ausbildungsphasen können innerhalb eines zeitlichen Spielraums relativ selbstbestimmt belegt werden. Dies bedeutet, wenn z. B. berufliche oder andere existentielle Gründe hierfür sprechen, daß man auch einmal ein Jahr Pause machen und beispielsweise erst die übernächste Vertiefungsphase wahrnehmen kann.

Nach der erfolgten Grundausbildung wird ein vorlagefähiges Zertifikat des Instituts erteilt, das die Inhalte und den Umfang des Ausbildungsganges bezeichnet und die erfolgreiche Teilnahme bescheinigt. Das Zertifikat wird nach der erfolgten Vertiefungsphase um deren Inhalte ergänzt.

Auch wenn die Ausbildung erst mit der Absolvierung der Vertiefungsphase abgeschlossen ist, können von den fortgeschritteneren Teilnehmern bereits nach der Grundausbildungsphase Einführungsgruppen in »Tai Chi Chuan und Körperarbeit« geleitet werden.

Eine Autorisierung des Ausbildungsteilnehmers zur Lehrtätigkeit bezüglich der gesamten Ausbildungsinhalte erfolgt erst nach dem erfolgreichen Abschluß der Vertiefungsphase.

Weitere Fortbildungsangebote über die drei Ausbildungsphasen hinaus können von den Ausbildungsteilnehmern belegt werden.

Bei folgenden Veranstaltungen werden die Anmeldungen der Ausbildungsteilnehmer mit Priorität berücksichtigt:

– Korrekturangebote
  Regelmäßig werden Korrekturangebote bezüglich der Ausbildungsinhalte gemacht, die die Teilnehmer im Anschluß an die Ausbildungsphasen wahrnehmen können.

- IFBUB-Kongresse
  Jedes Jahr veranstaltet das IFBUB einen Fortbildungs-Kongreß für BewegungslehrerInnen (1993: Kongreß »Tai Chi Chuan und Körperarbeit«, 1994: Kongreß »Die menschliche Bewegung«, 1995 Kongreß »Tai Chi Chuan und Körperarbeit«, 1997 Kongreß »Tai Chi Chuan und Gesundheit/Krankheit«).
  Alle Kongresse finden im Monat Juni des jeweiligen Jahres und in der Nähe von Kassel statt. Sie dienen der bewegungspädagogischen Fortbildung und sind jedesmal ein großes Treffen unserer Ausbildungsrichtung.

- China-Reise
  Als eine Fortbildung besonderer Art wird in unregelmäßigen Abständen eine China-Reise organisiert, um das Tai Chi auch einmal vor Ort kennenzulernen (z. B. Qingdao im Nordosten oder Guangzhou in Süden von China).

Beruflicher Anwendungsbereich

Die Ausbildung hat das Ziel, zur Lehrtätigkeit in »Tai Chi Chuan und Körperarbeit« im Rahmen von Gruppen- und Einzelarbeit zu qualifizieren.

Hierbei ist als Anwendungsfeld sowohl der bereits institutionalisierte Bereich (Kliniken, Sportvereine, Volkshochschulen, Schulen, Universitäten ...) als auch der freie Bereich vorgesehen (freie Gruppen und/oder im Laufe der Zeit Aufbau einer eigenen Schule). Zur professionellen Legitimierung des Ausbildungsganges dienen – neben dem Ausbildungsstand der Teilnehmer – die Publikationen von B. und K. Moegling und die Schriftenreihe »Bewegungslehre & Bewegungsforschung« des Instituts.

Ausbildungsinhalte

Die Verteilung der Inhalte auf die Ausbildungsphasen (leichte Änderungen sind möglich).

1. Ausbildungsabschnitt: Einführungsphase (Umfang: 4 Wochenendseminare incl. Einführungswochenende).

Inhalte:
- Vorbereitungsübungen im Liegen, Sitzen und Stehen.
- Vorbereitende und ergänzende Körperarbeit (Dehnung, Tanz, Lockerungs- und Entspannungsmassage, Sensitiv- und Kontaktimpulsübungen).
- »Achtfache elegante Bewegungsreihe« (Acht Brokat-Übungen).
- Fünf-Elemente-Übung »Harmonie«.
- Fünf-Elemente-Übung »Fünf Räder«.
- »Tageslauf der Krähe« (7 Bewegungsbilder).
- Einführung in die »Peking-Form« (24 Sequenzen).
- Einführung in die zugrundeliegende Bewegungstheorie (»Integrative Bewegungslehre«).
- Einführung in die taoistische Philosophie.

2. Ausbildungsabschnitt: Grundausbildungsphase (Umfang: acht bis neun Wochenenden und eine Intensivwoche)

Inhalte:
- Wiederholung und Korrektur der Übungsinhalte der Einführungsphase.
- Methodisch akzentuierte Vermittlung der »Peking-Form« (24 Sequenzen).
- Sanfte Körperarbeit.
- Partner-Tai-Chi: »Tui Shou« – die schiebenden Hände« (feste und freie Formen).
- Unterrichtsdemonstrationen.
- Einzelkorrekturen.

- Lehrmethodische Reflexionen der Unterrichtsstunden.
- Quellenarbeit mit taoistischen Texten (Tao Te King, I Ging).
- Integrative Bewegungs- und Gesundheitslehre.

3. Ausbildungsabschnitt: Vertiefungsphase
(Umfang: Zwei Abschnitte zu jeweils sechs Wochenenden oder zwei Blöcke zu jeweils ca. zwei Wochen)
- »Lange Form« des Yang-Stils (verpflichtend).
- wahlweise eine der Geräte/Waffen-Formen, wie Tai-Chi-Schwert-Form (32 Sequenzen), Tai-Chi-Fächer-Form (30 Sequenzen), Tai-Chi-Stock-Form (60 Sequenzen) – es können selbstverständlich auch alle Formen erlernt werden.
- Partner-Tai-Chi: »Tui Shou« – »Schiebende Hände«, »Ta Lu« – »Das große Ziehen«, »San Shou« – »Die sich frei ausbreitende Hand«.
- Vertiefende Diskussion philosophischer und bewegungspädagogischer Fragestellungen aus den Bereichen Taoismus und »Integrativer Bewegungslehre«.
- Gruppenassistenz (zwei Wochenenden oder eine Abendreihe bei einem bereits in »Tai Chi Chuan und Körperarbeit« ausgebildeten Bewegungslehrer.

Literaturempfehlungen

Der Ausbildungsgang ist u. a. orientiert an folgenden Büchern von Barbara und Klaus Moegling:

- Tai Chi für Einsteiger – das Buch für den Anfang. München 1996/97.
- Die chinesische Bewegungsmeditation Tai Chi Chuan – ein Lehrbuch für Anfänger und Fortgeschrittene. München 1988.
- Handbuch für Tai Chi Chuan und Körperarbeit. Aachen 1991.

– Taiji zu zweit – die Partnerübungen des taijiquan. Norderstedt 1991.
– Untersuchungen zur Gesundheitswirkung des Tai Chi Chuan.

Weitere Bücher von B. u. K. Moegling können während der Ausbildungsphasen eingesehen werden. Literatur anderer Autoren wird in der Ausbildungsbibliothek während der Grundausbildungsphase verfügbar gemacht.

Für diejenigen, die eine Video-Anlage besitzen, ist eine 6teilige Videoreihe begleitend zur Ausbildung erstellt worden, die über das IFBUB erhältlich ist. Fast alle Inhalte des im Rahmen der Ausbildung vermittelten klassischen Übungsgutes sind in diesen Lehrvideos enthalten.

Die Schriftenreihe des IFBUB »Bewegungslehre & Bewegungsforschung« ist zum Zwecke der wissenschaftlich-gesellschaftlichen Ausweisung und Unterstützung der Ausbildungsinhalte entwickelt worden. Hier finden sich Veröffentlichungen über physiologische und heilgymnastische Wirkungsweisen des Tai Chi Chuan, über die Grundlagen »Integrativer Rückenarbeit«, über lebensenergetische Leibarbeit und über »Integrative Bewegungslehre« (Prolog Verlag Kassel – 05 61/2 26 64).

Ausbildungsorte

Das IFBUB kooperiert mit einer Reihe von Tagungshäusern in Nordhessen und Niedersachsen. Die meisten Veranstaltungen finden in der Regel in Immenhausen bei Kassel statt. Blockphasen können auch im benachbarten Ausland oder in der »Medau-Schule« (Schloß Hohenfels/Coburg) organisiert werden.

Ausbildungsleitung

Alle Ausbildungsphasen werden von Barbara und Klaus Moegling in Zusammenarbeit mit IFBUB-Tai-Chi-Lehrbeauftragten geleitet und betreut.

Barbara Moegling hatte von 1985–87 die organisatorische Leitung des »Kasseler Instituts für Gesundheit und Körpererfahrung« (organisatorischer Vorläufer des IFBUB) inne, außerdem Selbst-Arbeit mit Yoga, Tai Chi Chuan, Massagepraktiken und Kreistanz, zehn Jahre Arbeit als Krankenschwester im In- und Ausland, Leitung von Tai-Chi-Kursen in zahlreichen Institutionen, Mitautorin verschiedener Tai-Chi-Bücher und Video-Lehrfilmen, Tai-Chi-Bewegungsdemonstrationen in verschiedenen Fernsehsendungen. Barbara und Klaus Moegling haben miteinander drei Kinder.

Klaus Moegling, Dr. rer. pol., Bewegungswissenschaftler und -lehrer, Studium des Tai Chi Chuan in Europa und Asien, Publikationstätigkeit und Leitung von Körpererfahrungs- und Meditationsgruppen seit Mitte der siebziger Jahre, Lehrtätigkeit an Universitäten, Bildungswerken, Schulen und in freier Arbeit, Moderation verschiedener Fernsehbeiträge zum bewegungskulturellen Thema, Konzeption und Leitung des Lehrerausbildungsganges (zusammen mit Barbara Moegling) seit 1987.

Aufgabenbeschreibung des Instituts für Bewegungslehre und Bewegungsforschung (IFBUB)

Das IFBUB ist eine privat organisierte Fortbildungseinrichtung für BewegungslehrerInnen, GesundheitsarbeiterInnen im weitesten Sinne.

Das IFBUB hat folgende Aufgabenbeschreibung zur Grundlage:

1. Entwicklung einer *Integrativen Bewegungslehre* als Kernstück einer interdisziplinären Bewegungswissenschaft.

2. Forschungstätigkeit und Herausgabe von Forschungsberichten im kulturellen Schnittpunkt von Gesundheit und Bewegung; Kooperation hierbei mit Kliniken, Krankenkassen, den Fernsehanstalten und den bewegungswissenschaftlichen Fachbereichen interessierter Universitäten.
3. Organisation von Kongressen, Tagungen und Seminaren in den verschiedenen Fachbereichen des Instituts zum Zwecke der Aus- und Fortbildung von BewegungslehrerInnen.
4. Bewegungskulturelle Beratung (Information über Bewegungspraktiken, Ausbildungskontakte, Angebote).
5. Ausarbeitung und Erstellung von bewegungskulturellen Gutachten im Auftrag von öffentlich-rechtlichen und privaten Institutionen.
6. Internationaler Austausch der Erfahrungen und Forschungsergebnisse über Korrespondenz, Kongresse und Publikationstätigkeit.

Im IFBUB arbeiten BewegungswissenschaftlerInnen und BewegungslehrerInnen. Das IFBUB ist offen für qualifizierte Angebote und Mitarbeit im Sinne des obigen Aufgabenkatalogs.

Kommentiertes Literatur- und Videoverzeichnis

Tai-Chi-Bücher:

Wir möchten hier nur einige Bücher nennen, um nicht durch die Vielzahl vorgestellter Bücher zu überfordern. Wer sich für weitere Literaturangaben interessiert, kann diese in den hier vorgestellten Büchern einsehen.

Anders, Frieder (Hrsg.): Tai Chi – Chinas lebendige Weisheit. Köln 1985.

Dies ist ein Buch, in dem sehr kompetente Autoren über die philosophischen Grundlagen des Tai Chi Chuan schreiben. Skepsis ist allerdings anzumelden beim dort vertretenen Alleinvertretungsanspruch der Organisation ITCCA gegenüber dem Tai Chi Chuan (Yang-Stil). Dies entspricht keineswegs der in China gängigen Praxis. Dort stehen unterschiedliche Stilformen und Übungsweisen auch innerhalb des verbreitesten Tai-Chi-Stils tolerant nebeneinander und versuchen nicht, sich konkurrenzorientiert den Rang abzusprechen.

Engelhardt, Ute: Theorie und Technik des Taiji Quan. Schorndorf o. J.

Hier sind interessante Hintergrundinformationen zur geschichtlichen Entwicklung des Tai Chi Chuan einsehbar. Des weiteren liegt ein Schwerpunkt in der Darstellung auf dem Kampfkunstaspekt des

Tai Chi Chuan. Der Schwerpunkt der auf das Übungsgut bezogenen Ausführungen liegt in diesem Buch beim Chen-Stil.

Huang, Al Chung-Liang: Lebensschwung durch T'ai Chi. Bern/ München 1981.

Al Huangs Ansatz des Tai Chi basiert auf kreativer und tänzerischer Auseinandersetzung mit den Tai-Chi-Prinzipien. Der Vorteil dieser Arbeit liegt in dem Sich-Einfühlen-Können und in der daraus resultierenden Bewegungsqualität. Der Nachteil liegt darin, daß die klassischen Tai-Chi-Formen zu kurz kommen. Dennoch ein Buch, das gut in den Geist des Tai Chi Chuan einführen kann.

Kobayashi, Toyo und Petra: T'ai Chi Chu'an – Einswerden mit dem Tao. München 1989.

Dieses Buch gründet auf der Lehrarbeit von Cheng Man-Ching, der ursprünglich auch ein Yang-Schüler war. Cheng Man-Ching hat – insbesondere im fortgeschrittenen Alter – den Tai-Chi-Stil weniger raumgreifend ausgelegt und eine kürzere Form entwickelt. Petra und Toyo Kobayashi vertreten diesen modifizierten Yang-Stil.

Neben dem Übungsgut werden auch interessante philosophische Grundlagen geboten.

Lie, Foen Tjoeng/Christa Proksch: Tai-Ji-Quan Yang-Stil. Norderstedt 1991.

Dieses Buch zeigt in zahlreichen Bewegungsbildern die »Lange Form« und kann auch gute methodische Hinweise zu den Prinzipien dieser Form geben. Es ist als Ringbuchordner konzipiert, so daß man leichter nachschauen kann. Die Form ist an Yang Zhen Duo orientiert.

Moegling, Klaus: Die chinesische Bewegungsmeditation Tai Chi Chuan – ein Lehrbuch für Anfänger und Fortgeschrittene. München 1988.

Im Rahmen dieses Buches werden neben einer historischen und philosophischen Hinführung die 24 Bewegungsbilder der »Peking-Form« detailliert mit Hilfe von Fotos und Begleitinstruktionen dargestellt. Es setzt die im hier vorgestellten Einstiegsbuch begonnene Tai-Chi-Arbeit fort.

Moegling, Barbara und Klaus: Handbuch für Tai Chi Chuan und Körperarbeit. Aachen 1991.

Neben praktischen Anleitungen zur sensitivierenden Körperarbeit werden neben Philosophie und historischer Herkunft des Tai-Chi-Übungsgutes die 32 Bewegungsbilder der Tai-Chi-Schwert-Form mit zahlreichen Bewegungsfotos und Anleitungstexten versehen genau vorgestellt.

Moegling, Barbara und Klaus: Taiji zu zweit – die Partnerübungen des Taijiquan. Norderstedt 1992.

Das umfangreiche Übungsgut des Partner-Tai-Chis wird im Rahmen dieses Lehrbuchs in seinen wesentlichen Gehalten vorgestellt. Insbesondere wird Wert auf einen methodischen Zugang zum Partner-Tai-Chi gewählt. Der Übungsaufbau aus dem Bereich von Tui Shou, Ta Lu und San Shou wird in diesem Buch aufbereitet.

Schmittmann, Rudolf/Klaus Moegling: Tai Chi Chuan – physiologische und bewegungstherapeutische Bewegungsweisen. Kassel 1992.

Aus einer funktionsgymnastischen Perspektive heraus werden die grundlegenden Haltungsweisen und Bewegungsbilder des Tai Chi Chuan daraufhin untersucht, ob sie gelenk- und rückengerecht aufgebaut sind. Diese Arbeit stellt für den hieran Interessierten und vor allem für den Tai-Chi-Lehrer eine wichtige Wissensgrundlage dar.

Yang, Zhenduo: Yang Stile Taijiquan. Beijing 1991.

Diese in englischer Sprache vorliegende Veröffentlichung ist im deutschsprachigen Raum erhältlich und zeigt die »Lange Form« des Yang-Stils. Yang Zhenduo ist Repräsentant des Yang-Stils in China.

Die Druckqualität der Bilder ist zwar nicht gut, dennoch ist das Buch aufgrund seiner Begleittexte zum historischen Ursprung und zu den Prinzipien des Tai Chi Chuans sehr empfehlenswert. Auch die Verbindung von Fotos und Begleittext gibt dem Englischkundigen genügend Informationen über die »Lange Form«.

Tai-Chi-Videos

Wir haben in unserem Institut eine Tai-Chi-Video-Lehrfilmserie entwickelt, die das wesentliche Übungsgut des Tai Chi Chuan enthält. Alle Lehrfilme sind methodisch aufgebaut, mit begleitenden Kommentaren versehen und während der Formen-Demonstration mit Meditationsmusik unterlegt (Bewegungsdemonstration: Barbara und Klaus Moegling).

Die Videos sind über das IFBUB zu beziehen (Am Ahlberg 10, 34376 Immenhausen).

Video 1: Tai Chi Chuan – das Übungsgut im Überblick.
Video 2: Tai Chi Chuan – den Einstieg finden.
Video 3: Tai Chi Chuan – die »Peking-Form«.
Video 4: Tai Chi Chuan – Tai Chi zu zweit.
Video 5: Tai Chi Chuan – die »Lange Form«.
Video 6: Tai Chi Chuan – die Schwert-, die Fächer- und die Stock-Form.

Weitere Videos:

Neung Siapeng: Tai Chi Chuan (Yang). (Zu beziehen über »Sportimex«, Bremen.)

Neben Aufnahmen aus der chinesischen Alltags- und Bewegungskultur finden wir hier verschiedene Tai-Chi-Formen demonstriert, u. a. »Lange Form«, Säbel-Form, Partner-Tai-Chi. Das Gezeigte vermittelt einen interessanten Einblick in die Vielfalt chinesischer Bewegungskultur.

Chungliang Al Huang: Tai Ji. (Zu beziehen über Bauer-Verlag, Freiburg.)

In diesem Video zeigt Al Huang seine Sichtweise des Tai Chis, spricht zum Teil während der Bewegungsdemonstrationen und veranschaulicht seine Fünf-Elemente-Übung, die von ihm selbst entworfen und immer wieder variiert wird.

Bob Klein: Push Hands – Kung-Fu's Greatest Training Secret. (Zu beziehen über Artistic Video – 87 Tyler Ave., Sound Beach, N. Y. 11789.)

Dieses Video spezialisiert sich auf das Partner-Tai-Chi in einer sehr kämpferischen Art und Weise. Es wird insbesondere Wert auf das »Wegpushen« des Mitspielers gelegt. Bob Klein zeigt verschiedene Wege auf, wie dies gelingen kann und auf welche Prinzipien man hierbei achten muß.